全国高职高专院校药学类与食品药品类专业“十三五”规划教材

U0786143

中药制剂技术与设备养护综合实训

（供中药学、中药制剂技术专业使用）

主　审　陆　林 [重庆科瑞制药（集团）有限公司]

主　编　颜仁梁　周在富

副主编　路　芳　张云坤　白而力　商庆节

编　者（以姓氏笔画为序）

王达桂（浙江医药高等专科学校）

白而力（宁波卫生职业技术学院）

李金枝（广东佳泰药业股份有限公司）

张云坤（重庆三峡医药高等专科学校）

张桃源（重庆医药高等专科学校）

张慧梅（重庆化工职业学院）

周在富（广东食品药品职业学院）

周国洪（广东食品药品职业学院）

康大力（宁波卫生职业技术学院）

商庆节（山东医学高等专科学校）

谢　亮（重庆三峡医药高等专科学校）

路　芳（长春医学高等专科学校）

颜仁梁（广东食品药品职业学院）

中国健康传媒集团
中国医药科技出版社

内容提要

本教材是“全国高职高专院校药学类与食品药品类专业‘十三五’规划教材”之一，是依据现行版《中国药典》《药品生产质量管理规范（2010年修订）》的规定，以及中药制剂技术与设备养护综合实训教学大纲的基本要求和课程特点编写而成。全书共5章，介绍了中药制剂技术知识、安全生产知识、生产规范要求、基本单元操作等；同时介绍了11种不同剂型典型品种的生产技术及设备养护综合实训，每个实训项目分实训目的、实训原理、实训器材、实训方法和操作步骤、实训结果与结论、考核方式等6个模块，实训内容结合企业生产实践情况，突出质量控制要点。本教材为书网融合教材，即纸质教材有机融合电子教材、教学配套资源（PPT、微课、视频、图片等）、题库系统、数字化教学服务（在线教学、在线作业、在线考试），使教学资源更加多样化、立体化。

本教材可供全国高职高专院校中药学、中药制剂技术专业师生使用，也可作为医药行业药物制剂工职业技能鉴定参考用书。

图书在版编目（CIP）数据

中药制剂技术与设备养护综合实训/颜仁梁，周在富主编．—北京：中国医药科技出版社，2019.7

全国高职高专院校药学类与食品药品类专业“十三五”规划教材

ISBN 978-7-5214-0329-9

Ⅰ.①中… Ⅱ.①颜…②周… Ⅲ.①中药加工—高等职业教育—教材②中草药加工设备—保养—高等职业教育—教材 Ⅳ.①R282.4②TH788

中国版本图书馆CIP数据核字（2019）第126673号

美术编辑 陈君杞
版式设计 诚达誉高

出版 **中国健康传媒集团**｜中国医药科技出版社
地址 北京市海淀区文慧园北路甲22号
邮编 100082
电话 发行：010-62227427 邮购：010-62236938
网址 www.cmstp.com
规格 889×1194mm 1/16
印张 9¾
字数 208千字
版次 2019年7月第1版
印次 2019年7月第1次印刷
印刷 北京市密东印刷有限公司
经销 全国各地新华书店
书号 ISBN 978-7-5214-0329-9
定价 29.00元

获取新书信息、投稿、为图书纠错，请扫码联系我们。

数字化教材编委会

主　编　颜仁梁　周在富

副主编　谢　亮　张慧梅　商庆节　路　芳　白而力

编　者　（以姓氏笔画为序）

王达桂（深圳市佳泰药业集团）

白而力（山西药科职业学院）

李金枝（浙江医药高等专科学校）

张云坤（湖南食品药品职业学院）

张桃源（重庆化工职业学院）

张慧梅（重庆医药高等专科学校）

周在富（重庆化工职业学院）

周国洪（广东食品药品职业学院）

康大力（宁波卫生职业技术学院）

商庆节（山东医学高等专科学校）

谢　亮（重庆三峡医药高等专科学校）

路　芳（长春医学高等专科学校）

颜仁梁（广东食品药品职业学院）

出版说明

全国高职高专院校药学类与食品药品类专业“十三五”规划教材（第三轮规划教材），是在教育部、国家药品监督管理局领导下，在全国食品药品职业教育教学指导委员会和全国卫生职业教育教学指导委员会专家的指导下，在全国高职高专院校药学类与食品药品类专业“十三五”规划教材建设指导委员会的支持下，在2013年修订出版“全国医药高等职业教育药学类规划教材”（第二轮规划教材）（共40门教材，其中24门为教育部“十二五”国家规划教材）的基础上，根据高等职业教育教改新精神和《普通高等学校高等职业教育（专科）专业目录（2015年）》（以下简称《专业目录（2015年）》）的新要求，组织全国80余所高职高专院校及相关单位和企业1000余名教学与实践经验丰富的专家、教师悉心编撰而成。

本套教材于2017年出版57种，2018年根据新修订的《高等职业教育药学专业教学标准》，启动增补了10种教材的编写工作，分别为《临床医学概论》《药学综合知识与技能》《药品流通与营销》《医学基础》《基础化学》《药物制剂技术专业综合技能训练（技能鉴定）》《药物分析技术技能综合实训》《药学服务综合实训》《生物制药技术专业综合技能训练（技能鉴定）》《中药制剂技术与设备养护综合实训》，目前本套教材共计67种。主要供全国高职高专院校药学类、药品制造类、食品药品管理类、食品类及其相关专业师生使用，也可供医药卫生行业从业人员继续教育和培训使用。

本套教材定位清晰，特点鲜明，主要体现在如下几个方面。

1. 坚持职教改革精神，科学规划准确定位

编写教材，坚持现代职教改革方向，体现高职教育特色，根据《专业目录（2015年）》要求，以培养目标为依据，以岗位需求为导向，以学生就业创业能力培养为核心，以培养满足岗位需求、教学需求和社会需求的高素质技能型人才为根本，并做到衔接中职相应专业、接续本科相关专业。科学规划、准确定位教材。

2. 体现行业准入要求，注重学生持续发展

紧密结合最新版《中国药典》、国家执业药师资格考试、GSP（2016年）、《中华人民共和国职业分类大典》（2015年版）等标准要求，按照行业用人要求，以职业资格准入为指导，做到教考、课证融合。同时注重职业素质教育和培养可持续发展能力，满足培养应用型、复合型、技能型人才的要求，为学生持续发展奠定扎实基础。

3. 遵循教材编写规律，强化实践技能训练

遵循“三基、五性、三特定”的教材编写规律。准确把握教材理论知识的深浅度，做到理论知识“必需、够用”为度；坚持与时俱进，重视吸收新知识、新技术、新方法；注重实践技能训

练，将实验实训类内容与主干教材贯穿一起。

4. 注重教材科学架构，有机衔接前后内容

科学设计教材内容，既体现专业课程的培养目标与任务要求，又符合教学规律、循序渐进。使相关教材之间有机衔接，坚持上游课程教材为下游服务，专业课教材内容与学生就业岗位的知识和能力要求相对接。

5. 工学结合产教对接，优化编者组建团队

专业技能课教材，吸纳具有丰富实践经验的医疗、食品药品监管与质量检测单位及食品药品生产与经营企业人员参与编写，保证教材内容与岗位实际密切衔接。

6. 创新教材编写形式，设计模块便教易学

在保持教材主体内容基础上，设计了“案例导入”“案例讨论”“课堂互动”“拓展阅读”“岗位对接”等编写模块。通过“案例导入”或“案例讨论”模块，列举在专业岗位或现实生活中常见的问题，引导学生讨论与思考，提升教材的可读性，提高学生的学习兴趣和联系实际的能力。

7. 纸质数字教材同步，多媒融合增值服务

本套教材全部为书网融合教材，即纸质教材与数字教材、配套教学资源、题库系统，数字化教学服务有机融合。通过“一书一码”的强关联，为读者提供全免费增值服务。按教材封底的提示激活教材后，读者可通过 PC、手机阅读电子教材和配套课程资源，并可在线进行同步练习，实时反馈答案和解析。其中后增补的10 个品种，读者可以直接扫描书中二维码（“扫码学一学”，轻松学习 PPT 课件；扫码“看一看,”即刻浏览微课、视频等教学资源；“扫码练一练”，随时做题检测学习效果），阅读与教材内容关联的课程资源，从而丰富学习体验，使学习更便捷。教师可通过 PC 在线创建课程，与学生互动，开展在线课程内容定制、布置和批改作业、在线组织考试、讨论与答疑等教学活动，学生通过 PC、手机均可实现在线作业、在线考试，提升学习效率，使教与学更轻松。此外，平台尚有数据分析、教学诊断等功能，可为教学研究与管理提供技术和数据支撑。

8. 教材大纲配套开发，方便教师开展教学

依据教改精神和行业要求，在科学、准确定位各门课程之后，研究起草了各门课程的《教学大纲》（《课程标准》），并以此为依据编写相应教材，使教材与《教学大纲》相配套。同时，有利于教师参考《教学大纲》开展教学。

编写出版本套高质量教材，得到了全国食品药品职业教育教学指导委员会和全国卫生职业教育教学指导委员会有关专家和全国各有关院校领导与编者的大力支持，在此一并表示衷心感谢。出版发行本套教材，希望受到广大师生欢迎，并在教学中积极使用本套教材和提出宝贵意见，以便修订完善，共同打造精品教材，为促进我国高职高专院校药学类与食品药品类相关专业教育教学改革和人才培养作出积极贡献。

中国医药科技出版社
2019 年 5 月

教材目录

序号	书名	主编	序号	书名	主编
1	高等数学（第2版）	方媛璐 孙永霞	36	实用发酵工程技术	臧学丽 胡莉娟
2	医药数理统计*（第3版）	高祖新 刘更新	37	生物制药工艺技术	陈梁军
3	计算机基础（第2版）	叶青 刘中军	38	生物药物检测技术	杨元娟
4	文献检索	章新友	39	医药市场营销实务*（第3版）	甘湘宁 周凤莲
5	医药英语（第2版）	崔成红 李正亚	40	实用医药商务礼仪（第3版）	张丽 位汶军
6	公共关系实务	李朝霞 李占文	41	药店经营与管理（第2版）	梁春贤 俞双燕
7	医药应用文写作（第2版）	廖楚珍 梁建青	42	医药伦理学	周鸿艳 郝军燕
8	大学生就业创业指导	贾强 包有或	43	医药商品学*（第2版）	王雁群
9	大学生心理健康	徐贤淑	44	制药过程原理与设备*（第2版）	姜爱霞 吴建明
10	人体解剖生理学*（第3版）	唐晓伟 唐省三	45	中医学基础（第2版）	周少林 宋诚挚
11	无机化学（第3版）	蔡自由 叶国华	46	中药学（第3版）	陈信云 黄丽平
12	有机化学（第3版）	张雪昀 宋海南	47	实用方剂与中成药	赵宝林 陆鸿奎
13	分析化学*（第3版）	冉启文 黄月君	48	中药调剂技术*（第2版）	黄欣碧 傅红
14	生物化学*（第3版）	毕见州 何文胜	49	中药药剂学（第2版）	易东阳 刘葵
15	药用微生物学基础（第3版）	陈明琪	50	中药制剂检测技术*（第2版）	卓菊 宋金玉
16	病原生物与免疫学	甘晓玲 刘文辉	51	中药鉴定技术*（第3版）	姚荣林 刘耀武
17	天然药物学	祖炬雄 李本俊	52	中药炮制技术（第3版）	陈秀瑷 吕桂凤
18	药学服务实务	陈地龙 张庆	53	中药药膳技术	梁军 许慧艳
19	天然药物化学（第3版）	张雷红 杨红	54	化学基础与分析技术	林珍 潘志斌
20	药物化学*（第3版）	刘文娟 李群力	55	食品化学	马丽杰
21	药理学*（第3版）	张虹 秦红兵	56	公共营养学	周建军 詹杰
22	临床药物治疗学	方士英 赵文	57	食品理化分析技术	胡雪琴
23	药剂学	朱照静 张荷兰	58	临床医学概论	赵冰
24	仪器分析技术*（第2版）	毛金银 杜学勤	59	药学综合知识与技能	葛淑兰 黄欣
25	药物分析*（第3版）	欧阳卉 唐倩	60	药品流通与营销	黄素臻 武卫红
26	药品储存与养护技术（第3版）	秦泽平 张万隆	61	医学基础	梁碧涛
27	GMP实务教程*（第3版）	何思煌 罗文华	62	基础化学	张雪昀 董会钰 俞晨秀
28	GSP实用教程（第2版）	丛淑芹 丁静			
29	药事管理与法规*（第3版）	沈力 吴美香	63	药物制剂技术专业综合技能训练（技能鉴定）	李忠文
30	实用药物学基础	邸利芝 邓庆华			
31	药物制剂技术*（第3版）	胡英 王晓娟	64	药物分析技术技能综合实训	欧阳卉 王启海
32	药物检测技术	王文洁 张亚红	65	药学服务综合实训	张庆 曹红
33	药物制剂辅料与包装材料	关志宇	66	生物制药技术专业综合技能训练（技能鉴定）	王玉亭 李艳萍
34	药物制剂设备（第2版）	杨宗发 董天梅			
35	化工制图技术	朱金艳	67	中药制剂技术与设备养护综合实训	颜仁梁 周在富

*为“十二五”职业教育国家规划教材。

建设指导委员会

张健泓（广东食品药品职业学院）
范继业（河北化工医药职业技术学院）
明广奇（中国药科大学高等职业技术学院）
罗兴洪（先声药业集团政策事务部）
罗跃娥（天津医学高等专科学校）
郝晶晶（北京卫生职业学院）
贾　平（益阳医学高等专科学校）
徐宣富（江苏恒瑞医药股份有限公司）
黄丽平（安徽中医药高等专科学校）
黄家利（中国药科大学高等职业技术学院）
崔山风（浙江医药高等专科学校）
潘志斌（福建生物工程职业技术学院）

前言
PREFACE

中药制剂技术及设备养护综合实训是全国高职高专院校中药学、中药制剂技术专业一门重要的专业技能综合训练课程。本课程以中药前处理技术、中药制剂成型技术、中药制剂包装技术、中药制药设备、药品生产质量管理、安全生产管理等基本理论和技术为基础，以工业化的中药制剂生产过程为主线，以剂型岗位的基本技能训练为目的，以《药品生产质量管理规范》要求和产品质量为考核标准，以对学生进行中药制剂技术及设备养护综合训练。

本教材是“全国高职高专院校药学类与食品药品类专业‘十三五’规划教材”之一，教材的编写以就业为导向，以生产岗位要求的实际能力为依据，以培养技能型人才为目标，按岗位设计实训项目，按照工作过程选取实训内容，强调内容的技能性、实用性、综合性，突出知识的应用和职业能力培养，体现实训课程为生产岗位服务的课程设置理念，培养学生独立的生产操作能力和解决生产中实际问题的能力，为学生就业适应并胜任中药制剂技术各岗位工作打下坚实基础。

本教材内容按药物制剂工职业技能鉴定要求编写，包括5章，主要为中药制剂技术知识、安全生产知识、生产规范要求、基本单元操作、综合实训。其中综合实训部分涵盖了中药浓缩丸、水丸、滴丸、颗粒剂、硬胶囊、软胶囊、片剂、口服液、软膏、栓剂等剂型的生产技术及设备养护。每个实训项目分实训目的、实训原理、实训器材、实训方法和操作步骤、实训结果与结论、考核方式等6个模块，其中实训方法和操作步骤分制剂生产综合实训和主要设备标准操作规程及维护保养两个方面。制剂生产实训重点介绍了每一个制剂生产工艺流程所有岗位的具体操作，包括各岗位生产前准备、生产操作、清场、结束，生产流程后附有实训提示，指出每一个岗位操作的技术控制点。设备方面包括操作规程和维护保养两个方面的具体内容。最终的实训结果与结论、考核方式可以巩固和检验学生的实训效果。各院校可根据教学计划并结合实训条件选取必要实训项目以及实训材料进行训练。

本教材为书网融合教材，即纸质教材有机融合电子教材、教学配套资源（PPT、微课、视频、图片等）、题库系统、数字化教学服务（在线教学、在线作业、在线考试），使教学资源更加多样化、立体化。

本教材由来自7个省、市12个单位（高职高专院校、制药企业）的13位具有丰富教学实践经验的一线教师、科技人员编写，编者们为保证教材质量付出了大量心血，在此深表感谢。在编写本教材过程中，各参编院校给予了大力的支持配合，许多同仁对本书编写工作提出了宝贵的意见和建议，同时本教材在编写过程中参阅了部分专家、学者的成果和论著，在此一并致谢！

由于编者的水平和能力有限，掌握的文献资料还不够全面，书中难免有疏漏之处，恳请广大师生及读者不吝指正。

编　者
2019年4月

目录
CONTENTS

第四章 基本单元操作

第五章 综合实训

附录

第一章

中药制剂技术知识

第一节　中药制剂概述

扫码“学一学”

中药制剂是以中医药理论为指导，在继承传统中药制剂方法的基础上，运用现代科学技术，研究中药制剂的处方设计、制备理论、生产技术、设备使用、合理应用、质量控制等的一门综合性学科。中药制剂的核心内容是研究制剂的生产技术和质量控制，使制剂的生产工艺合理，质量符合各项规定要求，安全有效，质量稳定，便于生产、服用、携带、运输、贮藏，社会效益好，经济效益高，以达到最大限度地发挥药物疗效的目的。

一、中药制剂的分类

中药制剂的剂型种类繁多，为了便于学习、研究和应用，常把剂型按物态分为固体剂型、半固体剂型、液体剂型、气体剂型；按分散系统分为真溶液型、胶体溶液型、乳剂型、混悬型、气体分散型、固体分散型；按给药途径分为经胃肠道给药剂型、不经胃肠道给药剂型；按制备方法分为如汤剂、合剂、流浸膏剂和浸膏剂、酒剂、酊剂等用浸出方法制备的浸出制剂和使用灭菌方法或无菌操作法制备的注射剂、滴眼剂等无菌制剂。

二、中药制剂技术

中药制剂技术主要包括中药制剂前处理技术、中药制剂成型技术、中药制剂包装技术。

1. 中药制剂前处理技术　中药制剂前处理技术是指将中药材或其饮片制成中药制剂成型所需要的原料药物或活性物质，包括饮片、植物油脂、提取物、有效成分或有效部位等中间体，其制备工艺包含粉碎、提取、分离纯化、浓缩、干燥等技术。其目的是以中药药材为原料加工成适宜的剂型，尽可能富集和保留有效成分，降低或除去无效成分、毒性成分及杂质，减少服用剂量，以满足制剂安全、有效的要求，为制剂成型工艺提供安全、有效、稳定、可控的中间体。

2. 中药制剂成型技术　中药制剂成型技术是将经中药制剂前处理所获得的中间体和辅料制成某种适宜剂型所采用的制剂手段和方法。可根据临床用药需要、原料药物特性、剂量、剂型、生物药剂学性能等，选择适宜的辅料和成型技术制成相应的剂型。如混合、制粒、压片、制丸、溶解、研磨、乳化等技术。

3. 中药制剂包装技术　中药制剂包装技术是指对中药制剂产品选用适当的材料和容器，利用一定包装技术对中药制剂的产品进行分（灌）、封、装、贴签等操作，为药品提供品质保护、产品信息标示与说明，方便使用及储运的一种加工过程的总称。制剂包装特点应满足临床治疗需要，同时把保护功能作为首要因素考虑，并且要求使用安全、方便。药品包装按在流通领域的作用可分为内包装和外包装。内包装是指与药品接触的包装，外包装指内包装以外的包装，分为中包装和大包装。包装材料有纸、玻璃、塑料、橡胶、复合材料及金属等。常用包装技术有泡罩包装、袋包装、双铝箔包装、瓶与安瓿包装、软管包装、耐压容器包装等。

扫码“学一学”

第二节 设备养护知识

设备养护是指通过擦拭、清扫、润滑、检验、调整等一般方法对设备进行护理，以达到维持和保护设备良好性能和技术状况的操作。设备维护保养包括预防性维护保养（包括常规清洗、微调、润滑、检验、校正和更换零件，减少设备发生故障的频率）和矫正性维护保养（包括补救无法预料的故障，并为确定维修操作提供资料）。设备养护应按养护操作规程进行，设备养护操作规程是对设备日常维护方面的要求和规定，坚持执行设备养护操作规程，可以保证设备良好状态、延长设备使用寿命、保证生产安全、创造舒适的工作环境。

一、设备养护要求

1. 安全 遵守安全操作规程，不超负荷使用设备，设备的安全防护装置齐全可靠，及时消除不安全因素，无安全隐患存在。

2. 清洁 设备内外整洁，清洁见本色，各滑动面、丝杠、齿条、齿轮箱、油孔等处无油污，各部位不漏油、不漏气，设备周围的杂屑、杂物、脏物要清扫干净。

3. 整齐 工具、附件、工件（产品）要放置整齐，管道、线路要有条理。

4. 润滑 按时加油或换油，不断油，无干摩现象，油压正常，油标明亮，油路畅通，油质符合要求，油枪、油杯、油毡清洁。

二、设备养护主体

设备养护工作主要涉及设备使用部门、设备操作人员、设备维修人员三部分。

（一）设备使用部门

设备使用部门负责起草设备养护操作规程，并报设备管理部门审批，养护操作规程批准后，使用部门应按规程严格执行，不得擅自改变。如需更改，必须报设备管理部门批准备案。设备使用部门要定期组织操作人员学习设备操作维护保养规程，进行“三会”教育(即会使用、会维护保养、会排除故障)。经理论和实际操作技术考核合格后，方可上岗操作。

（二）设备操作人员

设备操作人员必须做到下列主要工作：

1. 及时清除本岗位设备和管道的跑、冒、滴、漏，努力降低泄漏率。操作人员不能消除的泄漏点，应及时通知机修人员消除。

2. 不得擅自更改工艺参数，严格执行工艺规程和巡回检查制度，按要求对设备状况（温度、压力、震动、异响、油位、泄漏等）进行巡回检查，调整并认真填写设备运行记录，数据要准确。严禁设备超压、超温、超速、超负荷运行。

3. 操作人员发现设备出现异常情况时，应立即查找原因，及时消除，对不能立即消除的故障要及时反映。在紧急情况下（如有特殊声响、强烈振动、有爆炸、着火危险时），应采取果断措施，直至停机处理，并随即通报班组、车间领导和有关部门。在原因没查清、故障没有排除的情况下，不得盲目启动，并将故障做好交班记录。

4. 按设备润滑管理标准认真做好设备润滑工作，坚持“五定”，即规定加润滑油的部位、润滑油品种、数量、加油负责人和定时加换润滑油与“三级过滤”即贮油大桶到岗位贮油桶，岗位贮油桶到油壶，油壶到设备，这三级倒换时均需进行过滤。

5. 对本岗位内的设备、电机、管道、基础、操作台及周围环境，要求班班清扫，做到沟见底、轴见光、设备见本色。环境干净、整齐、无杂物，搞好文明生产。

6. 设备在维修过程中，不得对生产过程造成污染，如需退出生产区进行维修的设备尽量退出生产区维修，如不能退出生产区维修的设备，必须按相应生产区卫生及洁净管理程序进行操作，对于维修过程有可能对与药品直接接触的表面产生污染的设备，必须按相应的程序彻底清洁后方可生产。

7. 严格按操作规程进行设备的启动运行和停机。

8. 设备停机检修时，要积极配合机修人员完成检修工作，参加试车验收。

9. 严格执行设备运行状态记录，记录内容包括设备运行情况、发生的设备故障存在问题及处理情况、设备卫生及工具交接情况、注意事项。

（三）设备维修人员

设备维修人员必须做好下列主要工作。

1. 指导和监督操作人员正确使用和维护设备，检查设备润滑情况，发现违章操作应立即予以纠正，并告知具体原因和解决方法。

2. 每日 1 ~2 次定时对分管设备进行巡回检查，并主动向操作人员了解设备运行情况，及时消除设备缺陷，并做好记录。对暂时不能处理的故障应及时向车间设备维修人员反映，按车间安排执行。

3. 设备维修人员定期对电器仪表及配电进行清扫，保证电器仪表灵敏可靠。

4. 按时、按质、按量完成维修任务。

5. 设备发生临时故障时要随叫随到，积极进行检修。

（白而力）

扫码“练一练”

扫码“学一学”

第二章

安全生产知识

第一节 职业卫生与劳动保护

一、职业卫生基本概念

职业卫生是指防止劳动者在职业岗位上发生职业性伤害和健康危害，保护劳动者在劳动过程中的安全与健康。以职工健康在职业活动过程中免受有害因素侵害为目的的工作领域及在法律、技术、设备、组织制度和教育等方面所采取的相应措施。

职业卫生研究的是人类从事各种职业劳动过程中与工作和工作环境相关的卫生问题，即为了保障劳动者在生产（经营）活动中的身体健康，防治职业病和职业性多发病等职业危害，在技术上、设备上、医疗卫生上所采取的一整套措施。它以人类的健康在职业活动过程中免受有害因素侵害为目的，其中包括劳动环境对劳动者健康的影响以及防止职业性危害的对策。只有创造合理的劳动工作条件，才能使所有从事劳动的人员在体格、精神、社会适应等方面都保持健康。只有防止职业病和与职业有关的疾病，才能降低病伤缺勤，提高劳动生产率。因此，职业卫生实际上是指对各种工作中的职业病危害因素所致损害或疾病的预防。

二、职业卫生服务

职业卫生服务主要是通过向从业人员提供职业卫生服务和向雇主提供咨询来保护和促进劳动者的健康，改善劳动条件和工作环境，从整体上维护其健康。职业卫生服务内容包括：

1. 工作环境监测，以判定和评价工作环境和工作过程中影响从业人员健康的危害因素的存在、种类、性质和浓（强）度。

2. 作业者健康监护，包括就业前健康检查、定期检查、更换工作前检查、脱离工作时检查、病伤休假后复工前检查和意外事故接触者检查等。

3. 高危和易感人群的随访观察。

4. 发布、上报和传播有关职业危害的判别和评价资料，包括工作环境监测、作业者健康监护和意外事故的数据。

5. 工作场所急救设备的配置和应急救援组织的建立。

6. 安全卫生措施，包括工程技术控制和安全卫生操作规程。

7. 估测和评价因职业病和工伤造成的人力和经济损失，为调配劳动力资源提供依据。

8. 编制职业卫生与安全所需经费预算，并向有关管理部门提供。

9. 健康教育和健康促进，及与作业者健康有关的其他初级卫生保健服务，如预防接种、公共卫生教育等。

10. 职业卫生标准的制订和修订，职业健康质量保证体系、职业卫生管理体系及检验和服务机构的资质认证和管理。

三、职业性危害因素与职业性病损

职业卫生的研究还涉及两个概念，包括：职业病和职业性危害因素。职业性危害因素所致的各种职业性损害，包括工伤和职业性疾患，统称职业性病损，职业性疾患包括职业病和工作有关疾病两大类。

1. 职业病 当职业性危害因素作用于人体的强度与时间超过一定限度时，人体不能代偿其所造成的功能性或器质性病理改变，从而出现相应的临床征象，影响劳动能力，这类疾病通称职业病。也就是企业、事业单位和个体经济组织的从业者在职业活动中，因接触粉尘、放射性物质和其他有毒、有害物质等因素而引起的疾病。

医学上所称的职业病泛指职业性有害因素所引起的疾病，而在立法意义上，职业病却有其特定的范围，即指政府所规定的法定职业病。不同的发展阶段、不同的国家，法定职业病的内容是不同的。凡属法定职业病的患者，在治疗和休息期间及在确定为伤残或治疗无效而死亡时，均应按劳动保险条例有关规定给予劳保待遇。职业病具备的三个条件：即致病的职业性，疾病与其工作场所的生产性有害因素密切相关；致病的程度性，接触有害因素的剂量已足以导致疾病的发生；发病的普遍性，有一定的发病率。

2. 工作有关疾病 工作有关疾病与职业病有所区别。广义上讲职业病是指与工作有关并直接与职业性有害因素有因果关系的疾病。

工作有关疾病与职业病相比，具有三个特点。

（1）职业因素是该病发生和发展的诸多因素之一，但不是唯一的直接因素。

（2）职业因素影响了健康，从而促使潜在的疾病显露或加重已有疾病的病情。

（3）通过控制和改善劳动条件，可使所患疾病得到控制或缓解。

3. 职业性危害因素 职业危害是指对从事职业活动中的劳动者可能导致职业病的各种危害。职业病危害因素包括：职业活动中存在的各种危害的化学、物理、生物因素以及在作业过程中产生的其他职业性危害因素。

职业性危害的严重后果包括：损害劳动者的安全权利、健康权利、生命权利（人权）等基本权利；职业性危害是劳动者及其家庭的灾难，成为影响社会安全、稳定的不利因素；职业性危害给国民经济造成巨大损失，每年职业病损失近百亿元。

4. 职业性危害因素分类 可分为10类：粉尘类；放射性物质类；化学物质类；物理因素；生物因素；导致职业性皮肤病的危害因素；导致职业性眼病的危害因素；导致职业性耳鼻喉口腔疾病的危害因素；导致职业性肿瘤的职业病危害因素；其他职业病危害因素。

5. 职业性病损 不同的劳动条件存在各种职业危害因素，它们对健康的不良影响，可以导致职业性病损。

（1）接触机会，如在生产工艺过程中，经常接触某些有毒有害因素。

（2）接触方式，经呼吸道、皮肤或其他途径可进入人体或由于意外事故造成病伤。

（3）接触时间，每天或一生中累计接触的总时间。

（4）接触强度，指接触浓度或水平。

四、劳动保护

在生产和劳动过程中，因劳动环境较差、卫生条件不合格，可能造成劳动者身体不适使劳动者患上各种疾病，甚至由这些疾病导致劳动者伤残而丧失劳动能力或死亡。例如：长期在粉尘超标的环境中劳动，使劳动者患上肺部疾病等。

由于劳动组织不合理、规章制度不健全等原因，以及在突发事件中不能采取正确的救护措施，可引发一些安全事故，从而危及劳动者的生命安全，造成劳动者人身伤害甚至死亡。广义的劳动保护系指保护劳动者在生产劳动过程中的生命安全和身体健康。狭义的劳动保护是指国家和单位为保护劳动者在劳动生产过程中的安全和健康所采取的立法和组织、管理与技术措施的总称。

我国劳动保护工作的指导方针是“安全第一，预防为主”。

“安全第一”是要求企业把保护劳动者生命安全和身体健康放在第一位。企业应尽最大努力避免人员伤亡及职业病的发生；要求劳动者不违章操作，把落实安全生产法规，充分满足安全生产需要摆在第一位。当生产与安全发生矛盾时，实行“生产服从安全”的原则。

“预防为主”要求企业加强对安全事故和职业危害的预防工作，减少或避免事故发生，减轻职业危害；尽力采用先进设备和技术，确保安全生产；加强安全教育，提高劳动者安全意识；运用先进的技术手段和现代安全管理方法，预测和预防危险因素的产生。

劳动保护用品是指为使劳动者在生产过程中免遭或减轻事故伤害和职业危害而提供的个人随身穿（佩）戴的用品，也称劳动防护用品，简称劳保用品。一般来说，劳动保护用品是劳动者防止职业或劳动伤害的最后一项有效保护措施。

劳动保护用品具有两个作用，其一是隔离和屏蔽作用，即使用一定的隔离或屏蔽体使机体避免受到有害因素的侵害；其二是过滤和吸附作用，即借助防护用品中某些聚合物本身的活性基团，对毒物进行吸附，达到洗涤空气的作用。

劳动保护用品按用途分类，可分为安全用品和劳动卫生用品两类。

1. 安全用品 主要是用于预防工伤事故，常用的安全用品有：防坠落用具，如安全带、安全网等；防冲击用品，如安全帽、安全背心、防冲击护目镜等；防电用品，如均压服、绝缘服、绝缘鞋等；防机械外伤用品，如防刺、防割、防磨损的服装、鞋、手套等；防酸碱用品，防水用品等。

2. 劳动卫生用品 主要是用于预防职业病。防尘用品，如防尘口罩、防尘服装；防毒用品，如防毒面具、防毒服等；防放射与辐射用品；防寒用品，如防寒服、防寒手套（鞋、帽）等；防噪声用品等。

此外，有些防护用品兼有上述双重用途，如防尘安全帽、防护面罩等。

第二节 工业粉尘的危害与防护

扫码“看一看”

一、工业粉尘的来源

工业粉尘是生产过程中危害呼吸器官的主要因素之一，作业场所中粉尘浓度超过卫生标准，会对作业者的健康造成影响。工业粉尘是指在工业生产中形成，并能长时间漂浮在空气中的固体微粒。

不是所有的粉尘都会被人体吸收。长期悬浮在空气中的、粉尘颗粒越细的，越容易被人体吸入，特别是小于5μm的呼吸性粉尘，会直接进入肺泡并沉积，导致尘肺病，轻则丧失劳动能力，重则死亡。

工业粉尘很多，几乎所有的生产过程均可产生粉尘，有些工艺产生的粉尘浓度还很高，其散发颗粒物质污染环境空气，严重影响劳动者的身体健康，是造成最大的职业危害因素之一。主要来源有固体物质的粉碎、过筛、加工；常见于投料、分装等制药过程，固体颗粒搬运、混合等过程。

二、粉尘的危害

粉尘的危害包括对人体健康、对生产作业以及对环境污染造成的危害。

1. 粉尘对人体的危害

（1）尘肺　人体在生产劳动中长期吸入较高浓度的粉尘而发生肺组织纤维化的疾病。

（2）中毒　吸入有毒粉尘，如铅、砷等，经呼吸道溶解进入血液而引起中毒。

（3）上呼吸道慢性炎症　有机类粉尘吸入呼吸道后，会附着在鼻腔、气管、支气管黏膜上，随着时间的延长，引发慢性炎症。

（4）皮肤炎症　沉着于皮肤的粉尘颗粒可堵塞皮脂腺，易于继发感染而引起毛囊炎、脓皮病等。

（5）眼部炎症　作用于眼角膜硬度较大的粉尘颗粒，可引起角膜外伤及角膜炎等。

（6）致癌　长时间接触矿物性粉尘、石棉粉尘等，可能引起肺癌等癌症。

（7）变态反应　某些粉尘如棉花、对苯二胺等粉尘能引起变态反应性疾病，如支气管哮喘、哮喘性支气管炎、湿疹等。

2. 粉尘对生产的影响

（1）空气中粉尘落到机器的转动部件上，会加速转动部位磨损，降低机器的精密度和工作寿命。一些小型精密仪器甚至由于粉尘影响，精密度降低，造成仪器不能正常工作。

（2）粉尘对制药工业、油漆工作以及某些电子产品的生产影响也很大，轻者会造成产品质量不合格；重者会造成产品降级处理甚至报废处理。

（3）粉尘如弥漫在作业场所，会降低可见度，影响作业者视野，妨碍操作，影响劳动效率，严重时还会引起安全事故。

（4）有些粉尘达到一定的浓度，遇到明火、电火花和放电时会爆炸，导人员伤亡和财产损失，加重危害。

3. 粉尘对大气环境的污染　每年各类生产企业排入大气的粉尘数量高达数十万吨，这些粉尘严重污染了大气环境，影响了人类的身体健康，也影响了各种生物的生长。有效治理粉尘对大气的污染，减少企业生产过程中产生的粉尘向大气排放，是减少人类疾病、保持良好生态环境的重要手段。

三、呼吸防护

呼吸防护主要采取除尘、防尘与个人防护三大措施。

1. 除尘措施

（1）全面通风　全面通风多以排风为主，一般只适用于低粉尘情况。

（2）局部吸尘　利用吸尘装置把粉尘直接从发生源抽出去，防止粉尘飞扬，使操作环境中粉尘的浓度达到卫生标准要求。吸尘装置系统包括吸尘罩、管道、风机、排尘烟囱等，吸尘罩要尽可能靠近发生源。

（3）除尘　利用各种除尘器收集排除粉尘。常用的除尘器有旋风除尘器、洗涤器、袋滤器、电除尘器等。

2. 防尘措施 改进工艺与技术革新结合，尽量做到生产自动化、机械化和管道化，将粉尘物料运送改为全自动皮带或高压空气输送，如：制药企业的固体制剂工艺流程优化；使用无粉尘或低粉尘物料代替可产生粉尘或高粉尘物料；在保证产品质量和产量的前提下，采用湿法作业；采用密闭与吸尘相结合，凡能产生粉尘的工序，如制药企业中粉碎、过筛、混合等工序，都应该按 GMP 要求安装密闭吸尘装置。

3. 个人防护措施 个人防止粉尘危害的主要措施是坚持使用防尘用品。防尘呼吸器通过滤料净化含尘的空气，使清洁的空气供佩戴者呼吸，预防尘肺。常用防尘呼吸器有防尘口罩、过滤式防尘呼吸器等。

过滤式防尘呼吸器是以佩戴者自身呼吸为动力，利用滤除作用，将空气中有害物质予以过滤净化。

扫码“练一练”

（路芳 谢亮）

第三章

生产规范要求

扫码“学一学”

扫码“看一看”

第一节　GMP 对生产的要求

一、药品生产基本要求

药品生产涉及物料采购、药品制造、质量控制、审核放行、贮存发运等一系列活动，为确保生产的药品符合预定用途和注册要求，GMP 对药品生产提出以下要求。

1. 所有药品的生产和包装均应按照批准的工艺规程和操作规程进行操作并有相关记录，确保药品达到规定的质量标准，并符合药品生产许可和药品注册批准的要求。

2. 应建立划分产品生产批次的操作规程，生产批次的划分应能确保同一批次产品质量和特性的均一性。

3. 应建立编制药品批号和确定生产日期的操作规程。每批药品均应编制唯一的生产批号。除另有规定外，生产日期不得迟于产品成型或灌装（封）前经最后混合的操作日期，不得以产品包装日期作为生产日期。

4. 每批产品应检查产量和物料平衡，确保物料平衡符合设定的限度。如有差异，必须查明原因，确认无潜在质量风险后，方可按正常产品处理。

5. 不得在同一生产操作间同时进行不同品种和规格的药品生产操作，除非没有发生混淆或交叉污染的可能。

6. 在生产的每个阶段，应保护产品和物料免受微生物和其他污染。

7. 在干燥物料或产品，尤其是高活性、高毒性或高致敏性物料或产品的生产过程中，应采取特殊措施，防止粉尘的产生和扩散。

8. 生产期间所有使用的物料、中间产品或待包装产品的容器及主要设备、必要的操作室应贴标签标识，或以其他方式标明生产中的产品或物料名称、规格和批号，如有必要，还应标明生产工序。

9. 容器、设备或设施所用标识应清晰明了，标识的格式应经过企业相关部门批准。除在标识上使用文字说明外，还可采用不同颜色区分被标识物的状态（如待验、合格、不合格或已清洁等）。

10. 应检查产品从一个区域输送至另一个区域的管道和其他设备连接，确保连接正确无误。

11. 每次生产结束后应当进行清场，确保设备和工作场所没有遗留与本次生产有关的物质、产品和文件。下次生产开始前，应当对前次清场情况进行确认。

12. 应尽可能避免出现任何偏离工艺规程或操作规程的偏差。一旦出现偏差，应当按照偏差处理操作规程执行。

13. 生产厂房仅限于经批准的人员出入。

14. 中药材应当按照规定进行拣选、整理、剪切、洗涤、浸润或其他炮制加工。未经处理的中药材不得直接用于提取加工。

15. 中药注射剂所需的原药材应当由企业采购并自行加工处理。

16. 鲜用中药材采收后应当在规定的期限内投料，可存放的鲜用中药材应当采取适当的措施贮存，贮存的条件和期限应当有规定并经验证，不得对产品质量和预定用途有不利影响。

17. 中药材洗涤、浸润、提取用水的质量标准不得低于饮用水标准，无菌制剂的提取用水应当采用纯化水。

18. 中药提取用溶剂需回收使用的，应当制定回收操作规程。回收后溶剂的再使用不得对产品造成交叉污染，不得对产品的质量和安全性有不利影响。

二、药品生产过程管理

（一）生产前准备

1. 发放生产指令和记录文件 管理部门根据企业的产品库存和市场需求情况安排生产计划，编制批生产指令并发放到生产、供应、仓库等相关部门，同时，将相应的记录文件发放至生产车间。生产指令包括包装指令，在每批生产结束时须汇入相应的批生产记录中。

2. 下达生产计划、物料领用 生产车间按生产指令、工艺规程及操作规程，由车间工艺员向各工序分别下达生产计划，各工序根据计划向仓库限额领取物料，领料时须核对品名、规格、批号、生产厂家、数量及检验合格报告单等，并填写领料记录。

3. 生产前的检查 正式生产前，操作人员必须对环境、设备、清洁状况等进行检查，检查内容如下：

（1）检查生产场所是否符合该区域洁净卫生要求。

（2）检查清洁清场状态，应有前一批产品的“清场合格证副本”、未有“清场合格证副本”不得进行另一个品种或同品种不同规格产品的生产。

（3）检查生产设备完好状态和清洁状态，有设备状态标识。

（4）检查计量器具清洁完好校验状态，有“校准检定合格证”，并在周检有效期之内。

（5）衡器、量具使用前应进行检查、调试，对生产上用于测定和测试的仪器、仪表，应进行必要的调试。

（6）所用各种物料、中间产品应与质量标准一致，并有明显标识，核对检验报告单，盛装容器应桶、盖编号一致，并有明显标识。

（7）盛装物料的容器外必须有标签，标签上应标明品名、规格、批号、重量、工序名称、操作人员等。

（二）生产管理

1. 投料管理 GMP 规定，生产过程中物料的投料、标量、计算等操作，都必须有其他人员独立复核，操作人、复核人应在操作记录上签名，车间工艺员、QA 均应对此关键操作进行监督。对于麻醉药品、精神药品、医疗用毒性药品、放射性药品等生产，应按国家有关规定严格执行，使用后剩余的物料应及时封存，由操作人在容器上注明启封日期、剩余数量，使用者、复核者签字后，由专人办理退库手续。

每批生产结束后的剩余物料，操作人员应及时退库，生产现场不得存放未使用完的剩余物料，但暂存室存放的中间产品除外。再次启封使用过的原辅料时，应核对记录，检查外观性状，如发现有异常情况成性质不稳定时，应再次送检，无异常的方可使用。

2. 生产操作管理 企业生产管理部门和车间工艺员应对生产工艺规程和操作规程的执行情况进行检查，以保证工艺规程及操作规程的准确执行。工艺检查内容由企业按各岗位操作规程的要求，检查各工艺参数执行情况、洁净室温湿度以及定期检查尘粒数、微生物数、质量抽查记录及批生产记录。操作人员必须熟悉相关岗位的工艺控制点、质量控制点，并严格进行监控。

生产过程中如发现物料或中间产品异常或可能存在质量问题，操作人员不可自作主张，须向相关技术人员及车间负责人报告，按偏差处理程序进行处理，最终由质量受权人决定物料的使用。

3. 定置管理 洁净区的定置管理是指洁净区的设备、物料、器具、操作台等应在固定位置放置。为避免发生污染、混淆和差错的可能性，车间应进行定置管理。可移动的生产设备及操作应按生产工艺的物料流转方向流动，避免物料的交叉流动，减少交叉污染的可能性，且不可遗漏任何生产工序。生产中所使用的器具须专用，在使用完毕后都应放回原位，不可随意到处乱放被其他工序误用或遗留在设备内部，以免发生事故。暂存室等其他区域也应进行定置管理，洁具间应规定各种清洁工具的存放位置。

4. 状态标识管理 与设备连接的主要固定管道包括制药用水管道，应标明管道内物料的名称及流向。管道应安装整齐、有序，用不同的颜色进行喷涂以示区别，各企业可按实际情况自定，以喷涂颜色和方向表示物料和流向。

各生产操作间应有状态标识说明操作间当前的生产状态，生产时应标明所生产的品种、规格、批号、生产日期、操作者等，未生产时应用“已清场”“待清场”等标识，已清场状态应标明清场日期、清场人等。

设备的状态有“已清洁”“运行中”“备用”“待清洁”“待维修”等，设备固定状态标识应标明设备的型号、设备负责人等，对已损坏报废的设备，应从生产线上移除。设备运行时应标明所生产的品种、规格、批号、生产日期、操作人等。

5. 中间站的管理 各工序生产的中间产品应按工艺规程规定的中间产品质量标准，作为上下工序交接验收的依据。车间应设立存放中间产品的中间站。中间站应按合格、待验、不合格分别堆放，待中间品检验合格后才能进入下一工序，并填写中间产品交接记录。不合格的中间产品应贴上不合格证，不得流入下一工序。

（三）包装管理

对符合生产工艺规程要求，在质量管理部门和车间工艺员的监控下完成生产全过程、检验合格的待包装产品，可由生产管理部门下达批包装指令。对于一些检验耗费时间长、需要在检验结束前包装的制剂产品，则允许先包装后入库按待验处理，检验合格后才办理入库手续。

1. 与药品直接接触的包装材料和容器的管理 与药品直接接触的包装材料和容器应由专人验收保管，有专门的房间分类存放，包装容器上贴的标识要求内容齐全、清晰，不同的产品包装材料不能互用或代用。

2. 印刷包装材料的管理 印刷包装材料在包装使用前，由收料员按规程规定逐项验收，首先对照标准版进行检查，印刷包装材料应整洁、印刷清晰。外观检查及核对完毕后，应对外包装进行除尘、清洁工作，尽量减少外界灰尘及不洁物随包装一起进入厂房，切割式标签或其他散装印刷包装材料应当分别置于密闭容器内储运，以防混淆。车间还应由专人负责标签、说明书和小盒的领用和发放，并按品种、规格分类，存放在标签库内，上锁保管，并有记录登记。已印批号待用的标签按批存放，产品包装时，由包装工序根据批包装指令派专人向车间领取并填写领用记录。

三、防止生产中污染和混淆的措施

1. 生产前应确认无上次生产遗留物　生产前检查生产现场，确认无上次生产遗留物及与本批产品生产无关的物料，且设备处于已经清洁及待用状态。

2. 应防止尘埃产生和扩散

（1）在隔离区生产药品（如青霉素、活性疫苗、活菌制剂等）或采用阶段式生产方式，每生产一阶段应随即作较彻底清洁。

（2）有适当的缓冲间、压差（记录）及空气净化。

（3）设直排风或减少循环回风量。

（4）在易产生交叉污染的生产区穿防护服。

（5）采用有效清洁和降低污染的方法。

（6）使用“全封闭式生产系统”，不暴露药品。

（7）对残留物进行监测（厂房、设施、设备等清洁验证）。

（8）标明生产区域、设备、容器具等的清洁状态。

3. 不同产品品种、规格的生产操作不得在同一操作间同时进行。有数条包装线同时进行包装时，应采用隔离等设施有效防止污染和混淆。无菌药品生产直接接触药品的包装材料不得回收使用。

4. 有防止物料及产品所产生的气体、蒸汽、喷雾物或生物体等引起交叉污染的措施。

5. 生产操作间、生产设备、容器应有所生产产品或物料的名称、批号、数量等状态标识。

6. 限定使用时间

（1）无菌药品生产直接接触药品的包材等清洗、干燥、灭菌到使用的最长储存时间（要有规定和状态标识）。

（2）无菌药品药液从配制到灭菌或除菌过滤的时间间隔。

（3）非无菌液体制剂的配制、过滤、灌封、灭菌等过程在规定时间完成。

（4）生产中药提取物、非无菌软膏剂、眼膏剂、栓剂的中间产品储存期限和条件应规定（依据稳定性考察）。

7. 中药制剂相关要求

（1）处理后的中药材不得直接接触地面，不得露天干燥。

（2）应当使用流动的工艺用水洗涤拣选后的中药材，用过的水不得用于洗涤其他药材，不同的中药材不得同时在同一容器中洗涤。

（3）毒性中药材和中药饮片的操作应当有防止污染和交叉污染的措施。

第二节　GMP 对设备的要求

设备是药品生产中物料投入到转化成产品的工具或载体，其好坏直接影响药品的质量。

GMP明确规定，设备的设计、选型、安装、改造和维护必须符合预定用途，应当尽可能降低产生污染、交叉污染、混淆和差错的风险，便于操作、清洁、维护，以及必要时进行消毒或灭菌。

一、设备的设计与安装

（一）设备的设计

1. 设备设计应满足的特点

（1）适用性　生产设备的设计应该充分考虑该设备在特定的药品生产过程中的特点与要求，做到具有适用性。如设备均质能力、加工全过程的精度稳定性、工艺参数的灵敏性等。

（2）洁净性　生产设备的设计应从自身清洁及对环境清洁的角度考虑如何方便、有效地进行，不得产生对药品生产环节的污染。例如，材料是否能够方便、安全及有效拆洗，密闭性如何，是否光洁、完整等。

（3）方便性　生产设备的设计应从自身角度考虑如何让操作者更方便、安全地进行操作、维护和保养。例如，设备操作简单、安全、检修方便等。

（4）抗污染性　生产设备的设计应从制作材料的选择上考虑如何预防材料自身对药品（或物料）可能造成的污染。例如，不得与所加工的药品（或物料）发生反应。

2. 企业在设备选型时应符合的要求

（1）设备内表面平整光滑无死角及砂眼，易清洗、消毒或灭菌。外表面光滑，易清洗。

（2）凡与药物直接接触的设备部位应采用不与药物反应、不释放微粒、不吸附药物、消毒或灭菌后不变形不变质的材料制作。凡与药物直接接触的容器、工具、器具应表面整洁，易清洗消毒，不易产生脱落物，不得使用竹、木、藤等材料。

（3）所用润滑剂、冷却剂等不得对药品或容器造成污染。

（4）生产中产尘量大的设备如粉碎、过筛混合、制粒、干燥、压片、包衣等设备，应设计或选用自身除尘能力强、密封性好的设备，必要时局部加设防尘、捕尘设施。

（5）与药物直接接触、与内包装容器接触的压缩空气和洗瓶、分装、过滤用的压缩空气均应经除油、除水、过滤等净化处理。

（6）灌装中填充的惰性气体应经净化。流化态制粒、干燥、气流输送、起模、泛丸、包衣等工艺设备所用空气均应净化，尾气应除尘后排空，出风口应有防止空气倒灌装置。

（7）用于制剂生产的配料罐、混合槽、灭菌设备及其他机械和用于原料精制、干燥包装的设备，其容量尽可能与批量相适应，以尽可能减少批次、换批号、清场、清洗设备等。

（8）易燃、易爆、有毒、有害物质的生产，使用的设备、设施或生产中使用易燃易爆、有毒、有害物质的设备、设施均应符合国家有关规定。

（9）用于加工处理活生物体的生产设备应便于清洁和去除污染，能耐受熏蒸消毒。

（10）灭菌柜宜采用双扉式，并具有对温度、压力、蒸汽自动监控、记录的装置，其容积应与生产规模相适应。

（11）禁止使用含有石棉的过滤器材及易脱落纤维的过滤器材。过滤器材质不得吸附药液中的组分或向溶液释放异物而影响药品质量。

（二）设备的安装

生产设备的安装也应以符合生产要求，易于清洗、消毒和灭菌，便于生产操作和维修保养，并能预防减少污染和差错为基本要求，具体要求如下。

1. 与工艺流程相适应 设备的安装布局要与生产工艺流程、生产区域的空气洁净级别相适应，做到整齐、流畅、有效。与设备连接的管道要做到排列整齐、牢固，标识正确、鲜明，并指明内容物和流向，预防差错。

2. 方便操作与维护 设备的安装应考虑操作人员的使用和维护，保持控制部分与设备的适当距离，有利于工艺执行和生产过程的调节与控制，预防差错。设备的安装应考虑维修和保养的方式与位置。设备之间、设备与墙面之间、设备与地面之间、设备与顶面之间都要保持适当的距离。

3. 便于清洁灭菌 同一台设备的安装如穿越不同的洁净区域，区域之间则应保证良好的密封性，并根据穿越部位的功能与运转方式进行保护、隔离、分段分级单独处理。需要包装的设备或管道，表面应光滑平整，不得有物质的脱落出现。设备的安装要考虑清洁消毒、灭菌的可操作性与效果。

二、设备的维护和维修

设备在使用过程中会逐渐磨损、老化，产生故障，带来安全隐患，因此企业应制定设备维护、检修规程，包括保养职责、计划、方法、记录，定期检查、清洁、维修等。

（一）设备的维护

1. 设备的基础维护 设备的基础维护主要由设备管理部门负责，主要工作如下。

（1）制订设备的维修与保养规程、保养计划。定期对所有设备进行检查、保养、校正、更换、维修和评价，以支持对其运行安全性与可靠性的保障。

（2）制订设备的使用、日常维护的规程和方法，并对有关员工开展正确使用设备的知识和技能的培训和考核，包括设备结构、性能安全知识、清洁要求、保养方法等。

（3）在生产现场配备专职设备基础维护管理工作人员，负责对设备使用人员进行指导并处理疑难问题。

（4）建立设备管理信息系统，展开对设备信息管理的研究。对设备生产的各个阶段信息资料进行收集、整理、分类、贮存和反馈，将 GMP 的要求切入到设备的设计、选型、安装、验证、使用、清洁、维修、保养等各个环节与要素之中，构建设备的质量保证体系。

2. 设备的日常维护 设备的日常维护主要由设备操作人员负责进行，主要工作如下。

（1）生产和使用人员必须严格遵循设备的操作规程和安全守则。

（2）设备的日常维护应明确责任人与实施人、内容与方法、要求与标准、时间与地点、记录与保存等。

（3）建立设备的运行记录和状态标识，在设备保养与维修的过程中，应有可供识别的状态标识。做好交接班制度，做到安全交接。

（4）主要设备应当在验证后并证明其性能与精度安全可靠、符合要求时方能投入使用。

（二）设备的维修

设备的维修一般分为大修、中修、小修及系统停产检修。企业应根据生产状况和设备运行中发现和存在的问题，编写年度、月度检修计划。设备大修及系统停产检修在年计划中完成，中修、小修在月度计划中完成。

维修完毕需填写设备大、中、小修记录，并存入设备档案。维修后的设备需要重新进行设备的运行确认和性能确认，验证合格后方可投入生产。经改造或重大维修的设备应当进行再确认，符合要求后方可用于生产。

三、设备的使用与清洁

设备的使用与维护管理均应制定相应的文件，符合 GMP 及工艺要求。

（一）设备的使用

设备在使用前，首先要检查该设备的状态标识是否与生产工艺相符，还要检查是否有“已清洁”标识和清洁有效期。为确保所使用的设备没有被污染，生产区的设备上应有明显的状态标识（内容包括设备名称、规格、编号、在用等）以及清洁标识牌。

企业应该制定并完善设备的标准操作规程，严格执行，做到每台设备都有专人负责，新上岗人员应经培训，熟悉设备的用途、调试、使用方法及注意事项、结构及工作原理等。

用于药品生产的主要关键设备，应有年月日次序记录的使用日志，记录内容包括使用、清洁和维修情况以及日期、所生产的药品的名称、规格和批号等。专用设备的使用、清洁和维修情况可记录在批生产记录中。

（二）设备的清洁

设备使用后应立即清洗、消毒或灭菌，并立即在设备上挂上“已清洁”标识牌，标识牌上应填写有效期、清洁人员和日期。

为使清洁过程规范化，应制定完善设备清洗卫生标准操作规程。设备清洁的操作规程应当规定具体而完整的清洁方法、清洁用设备或工具、清洁剂的名称和配制方法、去除前一批次标识的方法、保护已清洁设备在使用前免受污染的方法、已清洁设备最长的保存时限、使用前检查设备清洁状况的方法等。

如需对设备消毒或灭菌，还应当规定消毒或灭菌的具体方法、消毒剂的名称和配制方法等。

第三节　确认与验证管理

一、确认与验证的含义及分类

确认是指证明厂房、设施、设备能正确运行并可达到预期结果的一系列活动。确认按实施阶段的不同，可分为：设计确认（DQ）、安装确认（IQ）、运行确认（OQ）、性能确认（PQ）。

验证是指证明任何操作规程、方法、生产工艺或系统能够达到预期结果的一系列活动。验证按实施阶段的不同，可分为：首次验证、持续工艺确认、变更验证、同步验证、再确认与再验证；按实施项目的不同，可分为：工艺验证、运输确认与验证、检验验证、清洁验证、计算机系统验证。

确认与验证本质上是相同的概念，确认通常用于厂房、设施、设备和检验仪器，而验证则用于操作规程和检验方法、生产工艺或系统。在此意义上，确认是验证的一部分。

二、确认的要求

厂房、设施、设备等的生命周期包含设计、采购、施工、测试、操作、维护、变更以及退役，而确认工作应贯穿生命周期的全过程，确保生命周期中的所有步骤始终处于受控的状态。

（一）**设计确认**（DQ）

设计确认是确认设施、系统和设备的设计方案符合期望目标所做的查证及文件记录。设计确认旨在审查设计的合理性，所选用制药设备或系统的性能及配置的技术参数是否符合使用方的产品、生产工艺、维修保养、清洗和消毒等方面的要求，是否符合 GMP 要求和制药设备产品标准。

设计确认主要包括：①设计选型、性能参数范围设定；②按用户需求标准对主要性能指标确认，如生产能力、产品规格、主要技术参数、噪声等；③主要工艺功能；④可清洗和消毒（灭菌）性；⑤关键部分材质；⑥电气系统和控制功能；⑦安全保护功能；⑧与设备及相关公用设施的接口关系；⑨结构和外观。

（二）**安装确认**（IQ）

安装确认是确认安装或改造后的设施、系统和设备符合已批准的设计及制造商建议所做的各种查证及文件记录。

安装确认旨在证明制药设施、系统和设备安装符合随机安装手册提供的技术要求，且其外形特征和规格、电气特性和设备性能都将被验证。

安装确认的主要内容包括以下几点。

1. 检查文件

（1）基本文件资料　包括装箱单、产品合格证书、使用说明书、主要配套件合格证书和说明书、主要零部件清单等。

（2）安装、维护所需技术资料　包括搬运示意图、安装及基础图、电气原理及接线图、润滑位置图表、备件明细表、易损件目录等。

（3）检测报告　包括与药物接触零部件和密封件的材质证明书、主要零部件材质证书、润滑油证明书、主要配套件合格证书、压力容器质量报告、压力容器设计和制造许可证复印件等。

（4）仪器、仪表配置的合格证明文件　包括仪器、仪表清单，合格证书，安装位置编号，生产厂家，校验，校准周期。

（5）相关公用介质　包括工艺气体、工艺用水、蒸气、冷媒等验收合格文件。

（6）操作规程　包括设备操作规程、清洗规程、维护检修规程等。

（7）设备竣工图。

2. 检查安装设备

（1）安装地点的环境符合制药设备使用要求。

（2）安装位置和空间满足设备操作、清洗和维修的需要。

（3）按制药设备清单、管道和仪表流程图检查安装情况。

（4）工艺管道满足工艺的要求，如需保温应满足保温要求。

（5）电气控制系统。

（6）主要机械零件和结构的完整性。

（7）GMP 规范符合性。

（三）**运行确认**（OQ）

运行确认为确认已安装或改造后的设施、系统和设备能在预期的范围内正常运行而做的试车、查证及文件记录。

运行确认旨在通过对制药设备各功能的测试、空载和负载运行，确认制药设备运行、操作和控制性能符合相应生产工艺条件和生产能力的要求。

运行确认内容主要包括：①工作条件确认；②功能确认；③空载、负载运转确认；④控制程序确认；⑤安全性能确认；⑥各项技术指标确认；⑦负载运行可靠性试验。

（四）性能确认（PQ）

性能确认是确认已安装连接的设施、系统和设备能够根据批准的生产工艺和产品的技术要求有效稳定及重现性好地运行所做的试车、查证及文件记录。

性能确认旨在证明制药设备的运行达到预定用途而进行的系统性试验，通过观察、记录，取样检测等手段，采集及分析数据，考察制药设备运行的可靠性、主要参数的稳定性和结果的重现性。

性能确认一般要求在安装确认和运行确认合格后进行，用静代物或实际生产原材料按设定的程序进行系统性运行，必要时进行挑战性试验。

性能确认的主要内容包括：①在负载运行条件下，对药品生产要求的适应性；②生产能力；③药品生产质量相关指标；④运行结果的重复性；⑤控制精度准确性；⑥安全性能；⑦负载运行的可靠性试验；⑧其他所需的挑战性试验。

三、验证的要求

（一）首次验证

首次验证通常指工艺、过程、系统等投入运行前必须完成并达到设定要求的验证。新品、新型设备及其生产工艺的引入应采用首次验证的方式，不管新品属于哪一类剂型。首次验证的成功是实现新工艺从开发部门向生产部门转移的必要条件，它是一个新品开发计划的终点，也是常规生产的起点。

为了使首次验证达到预计的结果，生产和管理人员在首次验证之前进行必要的培训是至关重要的。适当的培训是实施首次验证的必要条件，因为它是一项技术性很强的工作。实施首次验证的人员应当清楚地了解所需验证的工艺及其要求，消除盲目性，否则首次验证就有流于形式的可能。

（二）同步验证

同步验证是指在商业化生产过程中进行的验证，验证批次产品的质量符合验证方案中所有规定的要求，但未完成该产品所有工艺和质量的评价即放行上市。

因同步验证批次产品的工艺和质量评价尚未全部完成，产品即已上市，企业应当增加对验证批次产品的监控。

同步验证的适用条件为：生产及工艺条件的监控比较充分，应有完善的取样计划，有经过确认或验证的检验方法，对所验证的产品或工艺已有相当的经验及把握。

（三）回顾性验证

当有充分的历史数据可以利用时，可以采用回顾性验证的方式进行验证。同首次验证的几个批次或一个短时间运行获得的数据相比，回顾性验证所依托的积累资料比较丰富；从对大量历史数据的回顾分析可以看出工艺控制状况的全貌，因而其可靠性更好。

回顾性验证也应具备若干必要的条件，这些条件包括：①通常需要求有 20 个连续批号的数据；②检验方法经过验证；③批记录中有明确的工艺条件；④有关的工艺变量必须标准化；⑤批成品检验的结果；⑥批生产记录中的各种偏差的说明；⑦中间控制检查的结果；⑧各种偏差调查报告，甚至包括产品或中间体不合格的数据等。

（四）再验证

再验证是对设施、设备和工艺，包括清洁方法应当进行定期评估，以确认它们持续保持验证状态。

关键的生产工艺和操作规程应当定期进行再验证，确保其能够达到预期效果。应当采用质量风险管理方法评估变更对产品质量、质量管理体系、文件、验证、法规符合性、校准、维护和其他系统的潜在影响，必要时，进行再确认或再验证。当验证状态未发生重大变化，可采用对设施、设备和工艺等的回顾审核，来满足再确认或再验证的要求。当趋势出现渐进性变化时，应当进行评估并采取相应的措施。

扫码“练一练”

（张云坤　王达桂）

第四章

基本单元操作

第一节　粉碎、过筛、混合操作

扫码“学一学”

【实训目的】

1. 掌握粉碎、过筛与混合等方面的操作技能。
2. 熟悉常用的粉碎、过筛与混合设备的结构原理、特点及使用注意事项。
3. 能按标准操作规程操作万能粉碎机、ZS－515 型旋振筛、V 形混合机等仪器设备。
4. 能对粉碎、过筛与混合等操作所涉及设备进行清洁、消毒、维护、保养。
5. 能及时、准确填写相关文件记录。

【实训原理】

1. 粉碎设备　粉碎是利用机械力将大块固体物料制成适宜粒度的碎块或细粉的操作过程。根据粉碎的方式不同，粉碎设备可分为四大类：机械式粉碎设备、气流式粉碎设备、研磨粉碎设备和低温粉碎设备。

（1）机械式粉碎设备　通过机械方式对物料进行粉碎的设备称为机械式粉碎设备。根据主要粉碎部件结构的不同又可分为齿式粉碎机、锤式粉碎机、刀式粉碎机、涡轮式粉碎机、压磨式粉碎机和铣削式粉碎机等。

（2）气流式粉碎设备　气流式粉碎设备是利用粉碎室内的喷嘴将压缩空气（或其他介质）变成高速的气流束，物料在高速气流束的作用下与粉碎室壁之间或物料与物料间产生强烈的冲击、摩擦作用而被粉碎。

（3）研磨粉碎设备　主要是通过研磨体、头、球等介质的运动对物料进行研磨，使物料研磨成超细度混合物的机器。包括球磨机、乳钵研磨机和胶体磨等设备。

（4）低温粉碎设备　是将物料冷却到脆化点以下，最低温度可达－70℃，对物料进行粉碎的设备。低温粉碎的特点是：①在物料粉碎过程中，液氮可循环，能源得到充分利用，节省能耗；②冷源温度最低可降至－196℃，因此，可根据物料的脆化点温度，选择最佳粉碎温度，降低能耗；③粉碎细度可达到 10～700 目，甚至达到微米级别；④对于易燃易爆药物采用低温粉碎有利于劳动安全保护。

2. 筛分设备　过筛是指用一个或一个以上的筛子将物料按粒径大小进行分级的操作过程。根据物料在设备中的不同运动方式，可将常用的过筛设备分为：振动筛、旋转筛和摇动筛。其中，振动筛又包括旋涡式振动筛和直线式振动筛。

振动筛主要是利用振动使物料通过筛网，旋转筛则是在推进器或叶片的作用下让物料通过筛网，完成筛分。而摇动筛最简单，通过单一的摇动方式使物料通过筛网。

3. 混合设备　混合是指采用机械或流体动力的方法，将两种或两种以上组分相互分散，使其达到一定均匀程度的操作。很多中药制剂的有效成分通常不止一种，有可能含有多种有效成分。另外还有的中药制剂主药的含量很少，而辅料的含量很多，比例差异较大，对于混合均匀度的要求较高。通过混合可以保证主药能均匀的分散，保证每剂药物的有效性。

混合设备种类繁多，根据混合的原理分为对流混合、剪切混合和扩散混合；根据混合方式可分为搅拌混合、混合筒混合、研磨混合以及过筛混合；根据设备可分为固定型混合机和旋转型混合机；按操作方式可分为间歇式混合和连续式混合。

（1）固定型混合机　固定型混合机的特征是容器内安装有螺旋桨、叶片等机械搅拌装置，利用搅拌装置对物料所产生的剪切力可使物料混合均匀。常见设备有槽形混合机、双螺旋锥形混合机、圆盘形混合机等。

（2）旋转型混合机　旋转型混合机的特征是有一个可以转动的混合筒，混合筒安装于水平轴上，形状可以是圆筒形、双圆锥形或V形等。常见设备有V形混合机、双锥形混合机、二维运动混合机、三维运动混合机等。

【实训器材】

1. 实训场地　实验室、实训车间。

2. 实训仪器与设备　万能粉碎机、ZS－515型旋振筛、V形混合机等仪器设备。

3. 实训材料　中药材。

【实训方法或操作步骤】

（一）粉碎

粉碎是将中药材加工制成符合制剂需要细度要求的操作。万能粉碎机主要由机座、电机、加料斗、粉碎室、钢齿、环状筛板、抖动装置和出粉口等组成。钢齿可分为固定齿盘与活动齿盘，两者以不等径的同心圆排列，通过两齿盘的相对运动对物料起粉碎作用。

万能粉碎机使用方法：

扫码“看一看”

1. 开机前准备

（1）检查设备是否运行正常，是否具有“完好”标识。

（2）检查设备的清洁是否符合生产要求，是否有“已清洁”标识。

（3）打开封盖检查转子及粉碎室内有无金属材质异物。

（4）安装筛网并确认无松动或破碎，检查完毕后，关闭封盖并拧紧封盖螺丝。

（5）机器开动前仔细检查传动皮带是否完好，若发现有破损应及时更换。当皮带或皮带轮上有油污时，应及时清洁。

（6）检查各种润滑部位是否有油并达到要求，保证机器各运动部件润滑良好。

（7）仔细检查所有紧固件是否完全紧固。

（8）检查电器部件是否安全，有无漏电现象。

（9）系上捕集袋。

2. 开机操作

（1）挂上设备“运行中”运行状态标识。

（2）接通电源，电源指示灯亮，点击运行的绿色按钮让机器空转，注意观察是否有异响。

（3）待空机运转正常后均匀上料，可通过调整进料闸板控制进料速度。

（4）粉碎过程中要经常检查料斗中下料的情况和封盖螺丝固定的牢固度。

（5）停机前，应先停止加料，待粉碎室内物料完全排出后，机器继续运转 1～2 分钟，排出余料，点击红色停止按钮。

（6）停机后要打开封盖检查筛网有无破损，按清洁操作规程进行清洁。

3. 操作注意事项

（1）使用前应进行一次空转试车，确保空转试车时无异响，无部件松动方可使用。

（2）空转试车后可进行物料的负荷试验，由少到多逐渐增加物料。

（3）粉碎过程中若发现机器震动异常或发出不正常响声，应立即停车检查。

（4）粉碎过程中若发现物料粉末中有粗粒，也应停机检查筛网，可能是筛网被损坏，应立即重新更换。

4. 清场

（1）生产结束后，取下工作状态标识，挂“待清洁”标识。

（2）将生产所剩的尾料收集办理退库。

（3）按 D 级洁净区清洁消毒规程清理工作现场、设备、工具、容器、管道等。

（4）清场完毕，填写清场记录。经 QA 监督员检查，合格后挂清场合格证。

5. 结束

（1）整理、汇总批生产记录等相关记录。

（2）关闭水、电、汽、阀门开关，关好门窗，按进入程序的相反程序退出离开作业现场。

（二）过筛

扫码“看一看”

过筛是指用一个或一个以上的筛子将物料按粒径大小进行分级的操作过程。根据物料在设备中的不同运动方式，可将常用的过筛设备分为：振动筛、旋转筛和摇动筛。其中，振动筛又包括旋涡式振动筛和直线式振动筛。

振动筛主要是利用振动使物料通过筛网，旋转筛则是在推进器或叶片的作用下让物料通过筛网，完成筛分。而摇动筛最简单，通过单一的摇动方式使物料通过筛网。

旋振筛使用方法如下。

1. 开机前准备

（1）检查设备是否运行正常，是否具有“完好”标识。

（2）检查设备的清洁是否符合生产要求，是否有“已清洁”标识。确认各部位润滑良好，符合生产要求。

（3）检查筛箱内部是否有异物，选用合适的筛网并仔细检查筛面有无破损。

（4）对直接接触药粉的筛网、设备表面及所用容器消毒，安装好筛网，锁紧卡子（抱箍），防止松动。

（5）将洁净的盛料袋捆扎于出料口，防止操作过程中药粉飞扬或溢出。

（7）依次装好橡皮垫圈、钢套圈、筛网、筛盖，将筛盖压紧，禁止用钝器敲打。

（8）根据物料的性质及生产要求，反复调节重锤的角度，设置最佳生产效率的理想振幅及频率，角度和振幅对照如下：0° - 6mm；45° - 4mm；60° - 3mm；70° - 2mm；80° - 1.5mm；90° - 1mm。

2. 开机操作

（1）挂上设备“运行中”运行状态标识。

（2）接通电源，先点动空转两次，再开机空转，观察设备运行状况，应无碰擦和异常杂音。

（3）确认设备运行正常，缓缓加入物料。

（4）随时观察出料情况，如发现有异物出现应立即停机。

（5）应控制加入粉料流量，保持筛网上物料数量适中，不可过多，并随时观察设备外露螺栓和螺母是否松动。

（6）结束生产时先按“停止”键，断开主电源。

（7）完成过筛后应按上下顺序清理残留在筛中的粗颗粒和细粉。

（8）生产结束按设备清洁规程做好清洁卫生。

3. 操作注意事项

（1）筛子应在无负荷的情况下起动，待运行平稳后，才能开始加料，停机前应先停止加料，待筛面上的物料全部排净后再停机。

（2）禁止在未装筛网或卡子松动的情况下开机，以免发生误操作引起严重后果或引起安全事故。

（3）禁止在超负荷情况下开机，应均匀加料，防止机器超负荷运转。

（4）禁止在机器运行时将手伸入转动部位进行任何调整。

4. 清场

（1）生产结束后，取下工作状态标识，挂“待清洁”标识。

（2）按 D 级洁净区清洁消毒规程清理工作现场、设备、工具、容器、管道等。

（3）清场结束后，填写清场记录，经 QA 监督员检查合格后，签发“清场合格证”，并贴挂“已清洁”标识。

5. 结束

（1）整理、汇总批生产记录等相关记录。

（2）关闭水、电、汽、阀门开关，关好门窗，按进入程序的相反程序退出离开作业现场。

（三）混合

扫码“看一看”

扫码“看一看”

混合是指采用机械或流体动力的方法，将两种或两种以上组分相互分散，使其达到一定均匀程度的操作。很多药品的有效成分通常不止一种，有可能含有多种有效成分。另外还有的药品主药的含量很少，而辅料的含量很多，比例差异较大，对于混合均匀度的要求较高。通过混合可以保证主药能均匀的分散，保证每剂药物的有效性。

V 形混合机使用方法如下。

1. 开机前准备

（1）检查设备是否运行正常，是否具有“完好”标识。

（2）检查设备的清洁是否符合生产要求，是否有“已清洁”标识。

（3）检查机座是否平整、拧紧地脚螺丝，以免振动。

（4）打开电源开关，电源指示灯亮，检查调速器旋钮应在最小位置，点动试车 3 ~ 5 转。

（5）按下起动按钮，使三相异步电机处于工作状态，然后调整旋钮使转速从低到高空转试机。

（6）注意检查设备工作状态是否正常，有无卡滞、碰撞和异响现象。

（7）检查盛装物料的容器符合生产要求，有无清洁合格标识。

2. 开机操作

（1）挂上设备“运行中”运行状态标识。

（2）试运行后停机，点动使装卸料口朝上，松开装卸料口抱箍及封堵片，装入物料，然后依次用抱箍、封堵片将装卸料口关闭锁牢。

（3）根据操作指令及生产工艺要求设置混合速度、混合时间，再次起动电源，混合筒将带动物料自动运动并混合，可通过手动设置、调整混合速度快慢。

（4）混合完毕后，停机，点动使装卸料口垂直朝下，将盛装物料的容器置于装卸料口下，然后按顺序拆开卡箍、封堵片，放出物料。

（5）若出料不顺畅，可按“点动”按钮下料。

（6）生产结束后关闭电源，按设备清洁规程做好清洁卫生。

扫码“看一看”

3. 操作注意事项

（1）操作设备时应由一人独立完成，避免多人不同步操作发生危险，造成安全事故。

（2）由于料筒和摇臂部分要在三维空间内运动，应在料筒的有效运转范围内加安全保护栏和警示线。设备一旦开始运行，任何人员必须远离设备的回转范围，停留在安全区域。

扫码“看一看”

（3）在装卸料时，设备的点动必须停机，以防电器失灵造成不必要的事故。

（4）设备在运转过程中，如发现异常情况，应立即停机检查，待排除事故隐患后方可开机。

4. 清场

（1）生产结束后，取下工作状态标识，挂“待清洁”标识。

（2）按 D 级洁净区清洁消毒规程清理工作现场、设备、工具、容器、管道等。

（3）按工艺规定的清洗程序清洗混合桶。

（4）清场结束后，填写清场记录，经 QA 监督员检查合格后，签发“清场合格证”，并贴挂“已清洁”标识。

5. 结束

（1）整理、汇总批生产记录等相关记录。

（2）关闭水、电、汽、阀门开关，关好门窗，按进入程序的相反程序退出离开作业现场。

（四）主要设备标准操作规程及维护保养

1. 万能粉碎机操作、保养规程

（1）标准操作规程

1）使用前，检查设备清洁情况，各部件应清洁干净，无粉尘、污迹；机内壁应光亮整洁，检查设备标识状况。

2）根据工艺要求选适宜目数筛网，正确安装于筛网定位圈内。

3）出料口下接料袋，用橡胶管绑紧，上料斗活动挡板下放到底。

4）接通电源，电动按钮，空转 1 ~ 2 分钟，观察主轴转动方向是否与箭头指示方向一致，如果转动方向相反，则须立即停机调整电线接头，否则会损坏机件。

5）检查无误后，启动空转，待机器运转平稳正常后方可使用。

6）用料斗挡板控制物料下放的速度逐渐下料。

7）物料加入时，量不可过多，使机器运转顺畅。

8）粉碎物料时，要注意出料口畅通防止堵塞。

9）粉碎结束后，应让机器空转1分钟左右，将粉碎仓的料粉碎完毕，电动停止按钮，关闭电源。

10）作好生产记录及设备运行记录。

（2）清洁　生产完毕后，清洁按万能粉碎机清洁标准操作程序进行清洁，清理机器内部和外部粉尘，要求设备内外表面无可见异物，并符合本设备清洁标准操作程序的要求。

（3）保养及维护

1）设备按规定开关、操作，专人专机使用、维护保养。

2）电器设备应防潮、防水，切勿用湿手触动电器，防止触电。

3）在设备运行过程中，操作人员不得擅自离岗。

4）该机可连续工作，因故障或筛网破裂应立即停机，待排除故障后再进行使用。

5）定期检查螺栓螺母，并拧紧，发现异常声响或其他不良现象时，应立即停机。

6）物料严禁混有金属物，物料含水分应符合工艺要求，不宜过高。

7）定期检查设备的密封脚垫，如有损坏及时更换，物料接料室布袋使用后应及时清洗更换。

2. ZS－515 高效旋振筛使用与维保标准操作规程

（1）标准操作规程

1）检查电源线、接地线是否良好。

2）安装筛网。搬开上盖的四个压紧手柄，将上盖打开，便可拿下第一层筛，依次是二层筛、三层筛，可按物料的工艺要求更换筛网。然后按其反过程安装三、二、一层筛，盖严上盖。

3）检查紧固螺栓是否拧紧，出料口上收料袋系紧是否牢固。

4）以上检查合格后，开机。

5）接通电源，按动启动按钮，加入物料。

6）振幅可根据所加物料进行调节。调节时按动停止按钮，停机，然后打开机座上的门，即可调节偏心锤调节器获得所需振幅。

7）在偏心锤部件上有一个刻度盘，当上下偏心锤、偏心角等于零时，筛子运动是单线旋转运动，无垂直振幅，当偏心角不等于零时，随偏差角的增大产生垂直振幅和旋转运动，使筛子内物料产生漩涡效果。

8）关机：物料走尽后按动停止按钮停机。

（2）清洁　生产完毕后，打开上盖，将物料清除干净，并按本设备的清洁规程进行清洁。

（3）保养及维护

1）全新旋振筛激振器的防腐润滑油有效期是三个月。若存放期超过三个月，可开机运转20分钟能继续防腐三个月。但在生产使用前必须更换清洁的润滑油。

2）随时保持激振器的通气孔畅通（因堵塞易导致漏油）。若畅通但仍然漏油，则考虑更换油封。

3）正常工作时轴承的温度应低于75℃，新激振器有磨合的过程，温度可能略高，但运转8小时后温度会降下来。若温度持续过高，则应检查润滑油的级别、油位以及油的清洁度。

4）激振器与筛箱连接的螺栓应选用高强度螺栓并且必须定期检查紧固情况，每月最少检查一次。任意一个螺栓松动，都会导致其他螺栓剪断，使筛机损坏。

5）更换编织筛网时，应保证筛箱两侧板与筛网钩子之间的间隙相等。若接触不好、张力不够或者不均匀，都会导致筛网过早损坏。

6）拆卸旋振筛振动器时，应从外向里逐件谨慎拆卸，避免人为损伤零件、部件。

（张慧梅）

第二节　提取、分离、精制、浓缩与干燥操作

扫码“学一学”

【实训目的】

1. 掌握常用的提取、分离、精制、浓缩与干燥设备的构造特点、操作技术及使用注意事项；中药提取、分离、精制、浓缩与干燥等的操作技能。

2. 能按标准操作规程操作多功能提取罐、板框过滤器、减压浓缩罐、热风循环烘箱等仪器设备。

3. 能对提取、分离、精制、浓缩与干燥等操作所涉及设备进行清洁、消毒、维护、保养。

4. 能及时、准确填写相关文件记录。

【实训原理】

1. 提取　提取是指用适当的溶剂和方法，从中药中将有效成分溶解出来的过程，提取常用的溶剂主要有水和不同浓度的乙醇。常用的提取方法有浸渍法、渗漉法、煎煮法、回流法、水蒸气蒸馏法等。

浸渍法是将中药材置于带盖容器中，加入溶剂，常温或加热下通过浸泡一定时间进行提取的方法。浸渍法工艺流程为原药材准备→粉碎→加溶剂→浸渍→过滤。

渗漉法是将中药材置于特制的渗漉筒或渗漉罐中，从上方连续加入溶剂，使其渗过药材而自下方流出浸提液的操作方法。渗漉法工艺流程为原药材准备→粉碎→湿润药材→装填→浸泡→收集渗漉液。

煎煮法系将药材加水煎煮一定时间取过滤液的一种提取方法，是中药生产应用最广泛的提取方法。煎煮法工艺流程为原药材准备→粉碎→浸泡→煎煮→过滤。

回流法是以乙醇等易挥发的有机溶剂加热浸提药材的一种提取方法，加热提取过程中蒸馏出的溶剂冷凝后重新回到浸出容器中继续浸提。回流法溶媒用量少，浸提较完全。回流法工艺流程为原药材准备→粉碎→加溶剂浸泡→回流→过滤。

水蒸气蒸馏法系将含有挥发性成分药材加水蒸馏，挥发性成分随着水蒸气馏出的一种提取方法。水蒸气蒸馏法工艺流程为原药材准备→粉碎→加水浸泡→蒸馏→收集挥发油。

2. 分离 常用的分离方法有沉降法、过滤法、离心法等。

沉降法是将中药材提取液置于容器中，不溶性固体物自然沉降与液体分离的方法，此法简单易行，不需特殊设备，但悬浮粉粒过细，沉降速度慢，分离效果差时，不宜采用此法。

过滤法系悬浮液通过多孔滤材时，固体粒子被截留在滤过介质上，使固体和液体分离的一种分离方法，中药生产过程中多采用板框过滤器进行过滤。

离心分离法是借助于离心机的高速旋转产生的离心力，使固体和液体分离的一种方法。适用于粒径细小或黏度大，用一般的滤过方法不易奏效、难以进行分离的物料。

3. 精制 由于中药材提取液常含有大量淀粉、黏液质、多糖、蛋白质、叶绿素、树脂等杂质，因此提取液经分离操作除去固体杂质后常常需要精制以达到进一步纯化的目的。大生产常用的精制方法主要有水提醇沉法和醇提水沉法，其精制操作多在醇沉罐中完成。

（1）水提醇沉法 水提醇沉法是以水为溶剂提取药材有效成分，提取液过滤浓缩后再根据生产工艺采用不同浓度的乙醇沉淀杂质的一种方法。可以通过此方法除去蛋白质、糊化淀粉、黏液质、油脂、脂溶性色素、树脂、树胶、多糖等杂质。

（2）醇提水沉法 醇提水沉法以不同浓度乙醇提取药材成分，提取液过滤浓缩后再加定量水混匀静置除去提取液中杂质的方法，其精制原理和操作方法与水提醇沉法相同。

此外，精制方法还有酸碱法、盐析法、透析法、聚酰胺吸附法、离子交换法和结晶法等等，实地生产过程中需视具体情况选择适宜的精制方法。

4. 浓缩 中药提取液经分离、精制后常常需要进一步浓缩制成一定规格的半成品，进而制成各类制剂。当提取溶剂是乙醇等挥发性有机溶剂时，浓缩时需要回收溶剂，以避免污染和溶剂浪费。常用的浓缩方法有常压蒸发浓缩、减压蒸发浓缩和薄膜蒸发浓缩。

常压蒸发浓缩是在一个大气压下进行加热浓缩，适用于有效成分耐热、溶剂经济易得、无毒、不易燃。

减压蒸发浓缩是在密闭容器内抽真空，容器内压力降低从而使液体沸点降低，从而防止或减少高温对有效成分的分解。

薄膜蒸发浓缩是使液体在蒸发时形成薄膜，增加气化表面从而进行蒸发的方法。此方法具有蒸发速度快、浸提液受热温度低、蒸发时间短、成分不易破坏及可连续操作、回收溶剂等优点。

5. 干燥 干燥是通过使溶剂气化从物料中除去溶剂的过程。物料的性质、物料的厚薄、物料颗粒的大小等因素对干燥的效率影响较大。一般而言，颗粒状物料、结晶性物料比粉末物料干燥快，物料堆积越薄干燥越快，此外干燥的效率还与物料中水分存在形式、干燥介质的温度、湿度和干燥方法等因素密切相关。根据干燥时操作压力分为常压干燥和真空干燥，根据热量传递方式分为热传导干燥、对流干燥、辐射干燥、冷冻干燥等。

【实训器材】

1. 实训场地 实验室、实训车间。

2. 实训仪器与设备 多功能提取罐、板框过滤器、储液罐、减压浓缩罐、热风循环烘箱等。

3. 实训材料 中药材。

【实训方法或操作步骤】

（一）提取

提取是从中药饮片中有效成分溶解出来的操作。多功能提取罐由提取罐、强制循环、回流循环、提取挥发油等部分组成，并设有泡沫捕集器和冷凝器，采用气动结构自动排渣。可进行水提、醇提、挥发油提取（吊油）等工作。具有提取时间短、提取效率高、应用范围广、节约能源、操作简便、安全可靠等特点，在中药浸提生产中应用广泛。

多功能提取罐使用方法：

1. 开机前准备

（1）检查设备是否运行正常，是否具有“完好”标识。

（2）检查设备的清洁是否符合生产要求，是否有“已清洁”标识。

（3）检查各处的紧固螺丝是否有松动，阀门开闭是否灵活。

（4）检查水、电、气供应情况是否良好。

（5）检查出渣门的搭钩是否灵活，气缸下部小孔是否通畅。

（6）检查出渣门、加料口橡胶密封圈是否完整，不允许有位移、破损、丢失。

（7）检查附件仪表是否灵敏、完好。

（8）试开机运行，提取罐运行无障碍现象后，重新启动。

2. 提取操作

（1）挂上设备“运行中”运行状态标识。

（2）关闭并锁紧出渣门，用饮用水冲洗罐内壁、底盖，检查是否漏液，不漏液，放掉。

（3）投入中药饮片，打开进料口，按生产指令要求及各饮片相应的投料量投入提取罐内，关闭投料口。

（4）按工艺要求打开阀门或通过泵向罐内注入溶剂（水或乙醇），溶剂量符合生产工艺的要求。

（5）加热提取，开通冷凝器循环水，打开蒸汽冷凝阀门，排掉蒸汽冷凝水液，打开蒸汽阀门，关闭蒸汽冷凝阀门，进行加热升温，升温速度先快后慢，待温度升到所需温度时，调节蒸汽阀门，保持工艺要求的温度和时间。

（6）强制循环，在提取过程中，可采用强制循环操作，即将药液由罐体下部排液口流出，经过滤器滤过后，用泵输送到提取罐内，此过程能使提取液受热更均匀，提高提取效率。

（7）药液滤过与贮存，加热结束后，关闭蒸汽阀门，开启放料阀和抽液泵，经过滤器滤过后将提取液通过管道送入贮液罐。

（8）放液后，按生产工艺要求进行后续次数的提取。

（9）当提取结束，提取液放尽后，关闭各功能阀，操作气动阀，开启出渣门，排除药渣。

（10）药渣排尽后，开启进水阀用水将提取罐及药液软管清洗干净，并按清洁规程对多功能提取罐进行清洁。

3. 操作注意事项

（1）使用前必须做好开机前的各项准备工作。

（2）投料量不超过设备容积的2/3，加溶剂后，应关闭投料门。

（3）进行回流、挥发油提取时应开启冷凝水循环系统。

（4）操作过程中，要随时观察，确认仪表工作正常，管路通畅。

（5）设备运行过程中，压力不得超过规定值。

（6）在设备正常运行时或设备内残余压力尚未泄放完之前严禁开启投料门及排渣门。

（7）出渣门附近严禁站人。

（8）每次使用完毕，必须关掉电源，方可进行清洁。

（9）水蒸气蒸馏法提取挥发油时，需打开通入油水分离器的阀门，使水油混合蒸气通过泡沫捕捉器进入热交换器，经过冷却后流入油水分离器，挥发油由分离器的芳香油出口流出。

（10）提取时间应从达到工艺要求的时间开始计时。

（11）操作过程中，操作人员不得离开生产现场，要随时观察设备，确认仪表工作正常，管路通畅。

（12）设备运行过程中，不得随意打开进料阀，防止蒸汽烫伤。

（13）使用乙醇等有机溶媒，应注意安全，并做好防爆措施。

4. 清洁清场

（1）生产结束后，取下工作状态标识，挂“待清洁”标识。

（2）将生产所剩的尾料收集办理退库。

（3）清洁清理工作现场、设备、工具、容器、管道等。

（4）清场结束后，填写清场记录，经QA监督员检查合格后，签发“清场合格证”，并贴挂“已清洁”标识。

5. 结束

（1）整理、汇总批生产记录等相关记录。

（2）关闭水、电、汽、阀门开关，关好门窗。

（二）分离

中药生产过程中常用过滤方法实现固液分离，常见的过滤装置为板框过滤器，板框过滤器为不锈钢多层板框式压滤机，滤板采用螺纹网状结构，适用于黏度较低、含渣量较少的液体的初滤、半精滤和精滤。

板框过滤器使用方法：

1. 开机前准备

（1）检查设备是否运行正常，是否具有“完好”标识。

（2）检查设备的清洁是否符合生产要求，是否有“已清洁”标识。

（3）检查各处的紧固螺丝是否有松动，阀门开闭是否灵活。

（4）检查水、电、气供应情况是否良好。

（5）按需准备滤材，并按工艺规定的清洁用水进行清洁。

（6）检查硅胶软管的完好性，使用前用纯化水冲洗1～2遍。

（7）用纯化水冲洗进水板、出水板。

（8）检查每个板和框的硅胶圈是否完好，并平整地按压于密封槽内，将与其配套的滤材贴在板的两侧，检查并确定滤纸或滤膜的整个外沿均压在胶圈下。

（9）按照板和框上的钢印号码顺序逐个安装于过滤器上，旋转紧固手柄将板框压紧。

（10）将板框过滤器进液口、出液口用硅胶软管分别连接待滤料液容器和滤出液容器。

2. 过滤操作

（1）挂上设备“运行中”运行状态标识。

（2）将进液管口放入待过滤料浆内，出液口用洁净容器盛接。先开启板框过滤器输液泵，再逐渐打开进料阀，打开排空阀，排尽过滤器内空气。

（3）关闭排空阀，压力逐渐升高，滤液从出料口流出。

（4）待压力稳定后，将初滤液转回待滤容器中再过滤。

（5）过滤完毕后，先关闭进料阀，再关闭输液泵。

（6）按本设备清洁规程对板框过滤器进行拆卸及清洁。

3. 操作注意事项

（1）操作中应微调进液阀及出液阀，使压力不超过设备操作范围。

（2）停泵时，先关进液阀，后关闭出液阀及输液泵电源开关，以防因突然停泵滤液倒流击破滤纸或滤膜。

（3）在设备运行过程中，操作人员不得擅自离岗，应定时观察压力。

（4）在过滤过程中，压力突然下降，要立即停止过滤，检查滤纸或滤膜是否破裂。

（5）在过滤过程中，压力升高，滤速下降，表明滤纸或滤膜堵塞，需要更换。滤纸或滤膜更换后的新滤液仍需回泵再过滤。

（6）洗剂过程中，板和框需逐个擦拭，再用工艺规定的清洁用水冲洗两遍。洗涤过程中要避免板框之间的磕碰，并注意保护密封硅胶圈按压于密封槽内。

4. 清洁清场

（1）生产结束后，取下工作状态标识，挂“待清洁”标识。

（2）清洁清理工作现场、设备、工具、容器、管道等。

（3）板框过滤器的拆卸：首先打开排空阀，后松开紧固手轮，将滤纸或滤膜以及滤渣取出后置于污物桶内，板和框取出置于洁净容器中待清洗。

（4）用工艺规定的清洗液泡洗板和框，刷掉黏附在其上的残留滤渣。用75%乙醇将板和框擦拭干净后，纯化水冲洗两遍，晾干备用。

（5）清场结束后，填写清场记录，经QA监督员检查合格后，签发“清场合格证”，并贴挂“已清洁”标识。

5. 结束

（1）整理、汇总批生产记录等相关记录。

（2）关闭水、电、汽、阀门开关，关好门窗，按进入程序的相反程序退出离开作业现场。

（三）精制

中药生产过程中最常用的提取溶剂为水，为了尽可能的除尽中药提取过程中非药用成分（杂质），提高有效成分的提取收率及浸膏内有效成分的纯度，多采用水提醇沉法进行精制。中药提取浓缩液多输送至专门的带搅拌的醇沉罐内精制。醇沉罐由带夹套的筒体、双桨叶搅拌器、电机、浮球出液装置、减速机、出渣门等部分组成。

醇沉罐使用方法：

1. 生产前准备

（1）检查设备是否运行正常，是否具有“完好”标识。

（2）检查设备的清洁是否符合生产要求，是否有“已清洁”标识。

（3）检查确认各阀门是否处于适当位置，开启搅拌试运转，检查设备性能是否良好。检查各处的紧固螺丝是否有松动，阀门开闭是否灵活。

（4）检查水、电、气供应情况是否良好。

2. 醇沉操作

（1）挂上设备“运行中”运行状态标识。

（2）打开进药液阀门，将待醇沉浓缩液抽至醇沉罐。

（3）开启醇沉罐搅拌电机，设置相应的搅拌转速。

（4）开启乙醇管道阀门，将乙醇按生产工艺要求定量放入醇沉罐中，搅拌均匀，并及时监测整个醇沉罐中的乙醇浓度，当达到所需乙醇浓度时，及时关闭乙醇阀门，并继续搅拌5～10分钟。

（5）开启醇沉罐排空阀，关闭醇沉罐顶盖，开启醇沉罐夹层冷凝水，保持醇沉罐温度符合生产工艺要求进行醇沉。醇沉时间以工艺要求的醇沉时间为准。

（6）醇沉结束后，打开醇沉罐出液阀和排空阀，醇沉上清液经过滤后，打入上清液贮罐。

（7）将出渣车开至醇沉罐下面，打开醇沉罐底部排渣阀，将醇沉沉淀物从罐底排渣阀排出。

（8）及时准确记录醇沉过程中所加乙醇量、乙醇浓度，加乙醇后药液的乙醇浓度、总体积及乙醇沉淀起止时间。

3. 操作注意事项

（1）醇沉浓度需严格按照生产工艺规定操作。醇沉液中乙醇的浓度计算公式：

$$C_1 \cdot X = C_2 \cdot (V + X)$$

式中，X：需加浓乙醇的体积；V：为浓缩药液的体积；C_1：浓乙醇的浓度（%）；C_2：所需达到的含醇量（%）。

（2）醇沉操作必须在搅拌状态下，缓缓加入乙醇，加乙醇速度不能太快，防止醇沉液局部浓度过高，影响最终成品质量。

（3）醇沉操作过程中随时测定醇沉液乙醇浓度，防止乙醇浓度超出生产工艺规定。

（4）醇沉结束后抽取上清液时，注意不得将醇沉后的沉淀抽出。

4. 清洁清场

（1）生产结束后，取下工作状态标识，挂“待清洁”标识。

（2）清洁清理工作现场、设备、工具、容器、管道等。

（3）按工艺规定的清洗程序清洗醇沉罐。

（4）清场结束后，填写清场记录，经QA监督员检查合格后，签发“清场合格证”，并贴挂“已清洁”标识。

5. 结束

（1）整理、汇总批生产记录等相关记录。

（2）关闭水、电、汽、阀门开关，关好门窗，按进入程序的相反程序退出离开作业现场。

（四）浓缩

中药生产过程中提取液最常用的浓缩方式为减压蒸发浓缩，减压蒸发浓缩最常用的设备为减压浓缩罐（常为双效浓缩器或三效浓缩器）。

扫码“看一看”

减压浓缩罐使用方法：

1. 生产前准备

（1）检查设备是否运行正常，是否具有“完好”标识。

（2）检查设备的清洁是否符合生产要求，是否有“已清洁”标识。

（3）工作前先检查设备内部是否清洗，密封是否完好，各阀门开启的位置是否正确。

（4）检查水、电、气供应情况是否良好。

（5）打开浓缩罐视孔灯开关，检查罐内洁净度是否符合要求。

2. 浓缩操作

（1）挂上设备“运行中”运行状态标识。

（2）关闭所有阀门，开启真空泵，使蒸发器真空压力在0.06MPa以上。

（3）开启进料阀门进料，进料不能过多，根据物料性质以能观察到物料浓缩状态为宜，进料完毕，关闭进料阀门。

（4）排除蒸汽管道冷凝水，开启蒸汽阀进行加热升温，对浓缩罐内的料液进行加热。

（5）控制真空度和浓缩温度，保持在工艺要求的真空度和温度范围内。

（6）浓缩一段时间后，可缓缓开启料液进口阀补充料液，保持液面不超过首次位置，直到吸完规定的料液。

（7）浓缩后期要勤检查浓缩液相对密度，待浓缩液浓缩到生产工艺要求后及时出膏。

（8）关闭蒸汽阀门，停止加热。

（9）开启排气阀，关闭真空阀，使之处于常压状态。

（10）开启出料阀，出料。

3. 操作注意事项

（1）操作过程中要控制真空度、温度在生产工艺要求的规定范围内。

（2）浓缩进料不能太多，以防暴沸跑料。

（3）进料可间断进行，也可连续进料，但要控制进料速度。防止蒸发室内药液过多而损坏真空泵设备，或蒸发室内药液过少而使浸膏固化、烧焦或粘连成块。

（4）控制浓缩液相对密度，稠膏浓缩到要求后及时出膏。

（5）使用有机溶媒，应注意安全、防爆。

4. 清洁清场

（1）生产结束后，取下工作状态标识，挂“待清洁”标识。

（2）清洁清理工作现场、设备、工具、容器、管道等。

（3）按本设备清洁规程清洁真空减压浓缩罐。

（4）清场结束后，填写清场记录，经QA监督员检查合格后，签发“清场合格证”，并贴挂“已清洁”标识。

5. 结束

（1）整理、汇总批生产记录等相关记录。

（2）关闭水、电、汽、阀门开关，关好门窗。

扫码“看一看”

（五）干燥

干燥是利用热能除去固体物质或膏状物中所含的水分或其他溶剂，获得干燥物品的工艺操作。它广泛用于原料药、辅料、中间体及成品的干燥，是中药制剂生产中不可缺少的环节。中药生产过程中最常用的干燥方式为对流干燥，设备多采用热风循环烘箱。

热风循环烘箱使用方法：

1. 生产前准备

（1）检查设备是否运行正常，是否具有“完好”标识。

（2）检查设备的清洁是否符合生产要求，是否有“已清洁”标识。

（3）工作前先检查设备内部是否清洁，各阀门开启的位置是否正确。

（4）检查水、电、气供应情况是否良好。

2. 干燥操作

（1）挂上设备“运行中”运行状态标识。

（2）打开烘箱门，将待干燥物料放于盘中，放入烘箱内，将烘箱门关闭并压紧。

（3）打开进蒸汽阀门。

（4）接通电源，电源指示灯亮起，温度数字显示调节仪有信号显示。

（5）按“风机开”按钮开启风机。

（6）调节温度控制设定干燥温度，将“加热”旋钮打向开，开始干燥，干燥过程中要打开排湿阀门。

（7）干燥结束，将“加热”旋钮打向关。烘箱加热停止，风机继续运行，箱内物料冷却。

（8）冷却至室温后，依次关闭风机和电源，取出干燥好的物料。

3. 操作注意事项

（1）干燥时物料盘内装量不宜过多。

（2）适当分配料层间距和控制风向以保证干燥成品质量。

4. 清洁清场

（1）生产结束后，取下工作状态标识，挂“待清洁”标识。

（2）清洁清理工作现场、设备、工具、容器、管道等。

（3）清场结束后，填写清场记录，经QA监督员检查合格后，签发“清场合格证”，并贴挂“已清洁”标识。

5. 结束

（1）整理、汇总批生产记录等相关记录。

（2）关闭水、电、汽、阀门开关，关好门窗，按进入程序的相反程序退出离开作业现场。

（六）主要设备标准操作规程及维护保养

1. 多功能提取罐操作、保养规程

（1）标准操作规程

1）检查设备的仪表是否灵敏，是否在校验期内，阀门是否开关灵活，料渣门是否开启灵活，滤网是否完好，发现问题及时检修及更换。

2）检查设备有无状态标识牌，是否处于清洁状态并在有效清洁期内，凡超出有效期的应重新清洁后方可使用。

3）在提取罐中加入适量水，检查料渣门是否有渗漏现象，若有及时更换密封垫。经检查一切正常后，才能投料生产。

4）按产品批生产指令认真核对所领原药材的品名、规格、数量、检验合格证等均准确无误后，根据工艺要求投料，加规定溶剂量，控制浸泡时间、提取时间、提取温度等工艺参数。

5）在设备指定位置加挂设备运行状态标识，注明生产的品种、日期、班次、操作人。

6）当浸泡时间达到后，打开设备电源开关，开启加热阀门进行加热，加热至工艺要求规定的温度和时间。

7）关闭加热阀，约 10 分钟后，开泵过滤，滤液贮存在静置罐中，完成第一次提取。

8）当药液过滤完毕后，按操作程序 6 进行工艺要求的后续工艺的提取。

9）按操作程序 7 操作，完成药液过滤。

10）药液过滤完毕后，将废渣车开至排渣门正下方，经确认料渣门垂直下方直径 3m 以内无人员后，打开排渣门，使药渣直接落入废渣车中，然后按指定路线倾倒在指定废渣存放点。

（2）保养及维护

1）设备按规定开关、操作，专人专机使用、维护保养。

2）电器设备应防潮、防水，切勿用湿手触动电器，防止触电。

3）在设备运行过程中，操作人员不得擅自离岗，应及时观察蒸汽压力，若有异常应立即关闭车间总蒸汽阀，并通知车间负责人及时组织检查维修。

4）生产结束出渣时，按下料渣门开启按钮后若出现料渣门不能打开，或虽料渣门打开但料渣滞留罐内的现象时，禁止在罐下用硬物强行出渣，以免造成人员伤亡事故。

5）当机器运行过程中突然发生停电、停水等异常情况，应立即关闭所有蒸汽阀门。

6）在提取过程中出现溢锅现象时，立即关闭所有蒸汽阀门。然后再缓慢打开，调节进汽量。

7）在设备运行过程中，若出现蒸汽流量正常而蒸汽压力无法达到正常值时，应关闭所有阀门，及时报告车间主任，通知动力维修人员进行管线检漏并维修。

2. 板框过滤器操作、保养规程

（1）标准操作规程

1）检查设备的仪表是否完好，是否在校验期内，阀门是否开关灵活，发现问题及时检修及更换。

2）检查设备有无状态标识牌，是否处于清洁状态并在有效清洁期内，凡超出有效期的应重新清洁后方可使用。

3）检查每个板和框的硅胶圈是否完好，并平整地按压于密封槽内，将与其配套的滤纸或微孔滤膜贴在板的两侧（单面覆膜的滤膜要使覆膜面面向板），检查并确定滤纸或滤膜的整个外沿均压在胶圈下。

4）按照板和框上的钢印号码顺序逐个安装于过滤器上，旋转紧固手柄将板框压紧。

5）将板框过滤器进液口、出液口用硅胶软管分别连接待滤料液容器和滤出液容器，并将橡胶软管接于漏水接口。

6）检查合格后，经 QA 确认，换成“正在生产”状态标识。

7）根据《批生产指令》核对物料名称、批号、数量、编码、日期等。

8）过滤操作：先开启板框过滤器输液泵，再逐渐打开进料阀，打开排空阀，排尽过滤器内空气后关闭排空阀阀门，压力逐渐升高，滤液从出料口流出。待压力稳定后，将初滤液转回待滤容器中再过滤。

9）料液滤完后，可加入工艺要求的适量溶剂清洗料液容器以及过滤器，一并压入滤出液容器中。

10）过滤完毕后，先关闭进料阀，再停输液泵，以防因突然停泵滤液倒流击破滤纸或滤膜。

11）开排空阀，然后松开紧固手轮，将滤纸或滤膜取出后置于污物桶内，板和框取出置于洁净容器中清洗。

12）按工艺规定的清洗液泡洗板和框，用平板刷刷掉黏附在其上的残留滤渣。用75%乙醇将板和框擦拭干净后，纯化水冲洗两遍，晾干备用。

（2）保养及维护

1）设备按规定开关、操作，专人专机使用、维修。

2）切勿用湿手触动电器，防止触电。

3）在设备运行过程中，操作人员不得擅自离岗，应定时观察压力，在过滤过程中，应时刻注意观察压力表的压力变化，如突然下降，要立即停止过滤，检查滤纸或滤膜是否破裂，如压力升高，并滤速下降，表明滤纸或滤膜堵塞，需要更换。滤纸或滤膜更换后的新滤液仍需回泵再过滤。

4）洗剂过程中，板和框需逐个擦拭，再用工艺规定的清洁用水冲洗两遍。洗涤过程中要避免板框之间的磕碰，并注意保护密封硅胶圈按压于密封槽内。

5）久置不用时，紧固手轮不能旋紧，确保板和框处于放松状态，避免硅胶圈因长期受压而变形，导致密封性能下降。

6）久置未使用的过滤器，需要按照设备清洁流程进行清洁后方可使用。

7）板框过滤器在移动过程中，要平稳缓慢，防止自身重心不稳，发生侧摔，导致设备损坏。

8）设备出现损坏时，应停止继续操作，及时上报，并通知维修人员进行检查并维修。

3. 醇沉罐操作、保养规程

（1）标准操作规程

1）检查乙醇沉淀操作间是否已清场清洁，检查设备有无状态标识，是否处于已清洁状态并在有效清洁期内，凡超出有效期的应重新清洁后方可使用。

2）检查设备、设施的仪表是否完好，是否在校验期内，阀门是否开关灵活，有无破损。

3）检查合格后，经 QA 确认，换成“运行中”状态标识。

4）根据《批生产指令》核对物料名称、批号、数量、质量状态、编码、日期等，填写物料状态标识。

5）醇沉操作：启动搅拌电机，设置相应的转速。开启乙醇管道阀门将乙醇放入醇沉罐中，搅拌均匀，并及时监测整个醇沉罐中的乙醇浓度，当达到所需乙醇浓度时，及时关闭乙醇阀门，并继续搅拌 5～10 分钟。

6）开启醇沉罐排空阀，关闭醇沉罐顶盖，开启醇沉罐夹层冷凝水，保持醇沉罐在醇沉工艺要求的温度进行醇沉。醇沉时间按工艺要求进行醇沉。

7）放取上清液：醇沉结束后，打开醇沉罐出液阀和排空阀，醇沉上清液经板框过滤器过滤后，打入上清液贮罐。

8）及时准确记录醇沉过程中所加乙醇量、乙醇浓度，加乙醇后药液的乙醇浓度、总体积及乙醇沉淀起止时间。

（2）保养及维护

1）设备按规定开关、操作，专人使用、维修。

2）在设备运行过程中，操作人员不得擅自离岗。

3）控制乙醇加入浓度，防止局部浓度过高，影响最终产品质量。

4）久置未使用的醇沉罐，需要按照设备清洁流程进行清洁后方可使用。

5）设备出现损坏时，应停止继续操作，及时上报，并通知维修人员进行检查并维修。

4. 减压浓缩罐操作、保养规程

（1）标准操作规程

1）工作前先检查设备内部是否清洗，密封是否完好，各阀门开启的位置是否正确。

2）开启真空泵，使蒸发器真空压力在0.06MPa以上。

3）开启进料阀门进料，进料到工艺要求的程度，进料完毕，关闭进料阀门。

4）开启冷凝水。

5）开启蒸汽阀进行升温加热。

6）随时观察真空度，要求符合工艺要求。

7）及时调整蒸汽压力，保持浓缩液浓缩工艺要求的温度。

8）浓缩后期，及时检查浓缩液相对密度，稠膏浓缩到所需密度后及时出料。

9）关闭蒸汽阀门，停止加热。

10）关闭真空阀，开启排气阀，使之处于常压状态。

11）关闭冷凝水开关。

12）开启出料阀，出料。

（2）保养及维护

1）设备按规定开关、操作，专人使用、维修。

2）在设备运行过程中，操作人员不得擅自离岗。

3）如发现加热器蒸发量明显降低，说明换热管内壁结垢，需及时清洁。

4）设备出现损坏时，应停止继续操作，及时上报，并通知维修人员进行检查并维修。

5. 热风循环烘箱操作、保养规程

（1）标准操作规程

1）工作前先检查设备内部是否清洗，各阀门开启的位置是否正确。

2）放入待干燥物料。

3）打开进蒸汽阀门。

4）接通电源，电源指示灯亮起，温度数字显示调节仪有信号显示。

5）按“风机开”按钮，开启风机。

6）调节温度控制设定干燥温度，将“加热”旋钮打向开。烘箱将根据所设定的恒温数值自动开、关蒸汽电磁阀。

7）干燥结束，将“加热”旋钮打向关。烘箱加热停止，风机继续运行，箱内物料冷却。

8）冷却至室温后，依次关闭风机和电源，取出干燥好的物料。

（2）保养及维护

1）设备按规定开关、操作，专人使用、维修。

2）在设备运行过程中，操作人员不得擅自离岗。

3）生产结束后，按设备清洁流程进行清洁。

4）久置未使用的热风循环风箱，需要按照设备清洁流程进行清洁后方可使用。

5）设备出现损坏时，应停止继续操作，及时上报，并通知维修人员进行检查并维修。

（商庆节）

第三节 灭菌操作

【实训目的】

1. 掌握常用的灭菌设备的构造特点、操作技术及使用注意事项；中药生产过程中灭菌方面的操作技能。
2. 能按标准操作规程操作灭菌仪器设备。
3. 能对灭菌操作所涉及设备进行清洁、消毒、维护、保养。
4. 能及时、准确填写相关文件记录。

【实训原理】

灭菌是指用物理或化学方法将所有微生物及其芽孢全部杀死的过程。灭菌效果主要取决于灭菌方法，同时灭菌设备性能，细菌种类、污染程度及产品制造的客观条件均影响灭菌效果。

中药生产过程中常用到的物理灭菌方法主要有湿热灭菌法、干热灭菌法、紫外线灭菌法、微波灭菌法、辐射灭菌法、滤过除菌法等，采用的化学灭菌方法主要是气体灭菌法和化学杀菌法。

湿热灭菌法采用饱和水蒸气或沸水杀灭微生物，包括热压灭菌、流通蒸汽灭菌、煮沸灭菌和低温间歇灭菌等方法。湿热灭菌法由于蒸汽比热容大，穿透力强，灭菌效果可靠，操作简单，是目前制剂生产中应用最广泛的一种灭菌方法。

【实训器材】

1. 实训场地 实验室、实训车间。

2. 实训仪器与设备 高压灭菌锅。

3. 实训材料 各类耐热中药制剂产品。

【实训方法或操作步骤】

目前制剂生产中应用最广泛的灭菌方法是湿热灭菌法，现以蒸汽灭菌柜为例介绍湿热灭菌法。

（一）蒸汽灭菌柜灭菌操作

1. 生产前准备

（1）按人员进入D级洁净区更衣程序和净化要求进入操作间。

（2）按批生产指令从仓库领取待灭菌物料。

（3）检查设备是否运行正常，是否具有“完好”标识。

（4）检查设备的清洁是否符合生产要求，是否有“已清洁”标识并核对是否在清洁有效期内。

（5）确认各阀门位置正确，供水、供气、供汽、供电正常。

（6）确认各种能源压力符合设备工作要求。

（7）核对灭菌物料名称、数量。

（8）准备好生产所需的相关技术文件和生产记录。

2. 灭菌操作

（1）挂上设备“运行中”运行状态标识。

（2）打开蒸汽、自来水、压缩空气等能源管道上的阀门。

（3）每天第一次使用前排除蒸汽管道的冷凝水。

（4）按下主操作面板上的电源按钮，确认触摸屏进入主操作界面。

（5）在主操作界面上，按参数设定键，进入参数设定界面。在参数设定界面上按工艺要求设定好工作压力、灭菌温度、灭菌时间、干燥时间等工作参数。

（6）确认安全压力、系统时间等系统参数准确无误，参数设定完成并确认无误后，按该界面上的确认键，返回主操作界面。

（7）在主操作界面上，按门操作键进入门操作界面。在门操作界面上，按开前门键，打开设备前门。

（8）将待灭菌物品从前门放入灭菌室内，装载完后，关闭前门并按该界面上的关前门键。

（9）确认前门已关好，且该界面上的前、后门关闭指示灯指示正常。按返回键返回主操作界面。

（10）启动灭菌程序，在主操作界面上，按自动/手动选择键，选择自动灭菌程序。选择自动程序后，按自动界面键进入自动程序界面。在自动程序界面上，按启动键，设备开始按标准脉动真空程序控制运行，自动完成灭菌操作。

（11）程序运行状态在界面指示，当结束指示灯点亮时，表示灭菌工作已经完成。

（12）灭菌结束后，按该界面上的停止键，结束自动灭菌程序。

（13）自动灭菌程序完成时，按该界面上的返回键返回主操作界面。

（14）灭菌完成后，在主操作界面按门操作键进入门操作界面。在该界面上或设备后操作面板上，按门真空键3~5秒，以解除门密封状态；灭菌报表自动打印。

（15）在后操作面板上，按开门键，打开后门，取出灭菌后的物品。

（16）在后操作面板上按关门键，关闭后门。

（17）按下主操作面板上的电源按钮和控制按钮。

（18）关闭各种能源阀门。

（19）关闭电源。

3. 清场

（1）生产结束后，取下工作状态标识，挂“待清洁”标识。

（2）按D级洁净区清洁消毒规程清理工作现场、设备、工具、容器、管道等。

（3）清场结束后，填写清场记录，经QA监督员检查合格后，签发“清场合格证”，并贴挂“已清洁”标识。

4. 结束

（1）整理、汇总批生产记录等相关记录。

（2）关闭水、电、汽、阀门开关，关好门窗，按进入程序的相反程序退出离开作业现场。

（二）蒸汽灭菌柜标准操作规程

1. 标准操作规程

（1）检查设备标识为“完好”。

（2）设备开启前确认各阀门位置正确，供水、供气、供汽、供电正常。确认各种能源压力符合设备工作要求。打开电器箱中的电源开关并确认正常。

（3）打开蒸汽、自来水、压缩空气等能源管道上的阀门。每天第一次使用前排出蒸汽管道的冷凝水。

（4）打开控制电源，按下主操作面板上的电源按钮，确认触摸屏进入主操作界面。

（5）参数设定：在主操作界面上，按参数设定键，进入参数设定界面。在参数设定界面上按工艺要求设定好工作压力、灭菌温度、灭菌时间、干燥时间等工作参数。

（6）确认安全压力、系统时间等系统参数准确无误，参数设定完成并确认无误后，按该界面上的确认键，返回主操作界面。

（7）物品装载：在主操作界面上，按门操作键进入门操作界面。在门操作界面上，按开前门键，打开设备前门。将待灭菌物品从前门放入灭菌室内，装载完后，关闭前门并按该界面上的关前门键。

（8）确认前门已关好，且该界面上的前、后门关闭指示灯指示正常。按该界面上的门密封键并确认门密封指示正常。

（9）启动灭菌程序：按返回键返回主操作界面，在主操作界面上，按自动/手动选择键，选择自动灭菌程序。按自动界面键进入自动程序界面。在该界面上，按启动键，设备开始按标准脉动真空程序控制运行，自动完成灭菌操作。

（10）当结束指示灯点亮时，表示灭菌工作已经完成。灭菌结束后，按界面上的停止键，结束自动灭菌程序。自动灭菌程序完成时，按该界面上的返回键返回主操作界面。

（11）物品卸载：在主操作界面按门操作键进入门操作界面。在该界面上或设备后操作面板上，按门真空键3~5秒，以解除门密封状态；灭菌报表自动打印。

（12）按开门键，打开后门，取出灭菌后的物品。

（13）按关门键，关闭后门。

（14）按下主操作面板上的电源按钮和控制按钮，关机。

（15）关闭各种能源阀门，关闭电源。

（16）每天使用结束后，必须清洁灭菌室及设备外表面，确保清洁。

（17）定期清洗：每周定期清洗设备过滤器一次。

2. 保养及维护

（1）设备按规定开关、操作，专人专机使用、维修。

（2）电器设备应防潮、防水，切勿用湿手触动电器，防止触电。

（3）仪表检测：每天开机后，观察各种仪表读数，确认正确才能使用，否则立即维修或更换。每年对压力表、测温探头等计量检测一次。长期未使用的情况下，再次使用前对所有仪表进行一次检测才能使用。

（4）电气检修：每天开机前，检查确认电器线路正常才能开机。每月对电器线路、电器元件、接线端子进行一次全面检修。出现故障时，由专业维修人员到现场排除并全面检修后才能投入使用。

（5）设备主体检修：日常使用过程中，严禁超压作业，发现漏气、异常声响，立即停止使用，排除内压，确保安全，及时请专业人员到场检修。

（6）门及锁紧装置检修：每天检查一次门锁紧装置的运行情况，确保所有锁紧钩间隙均匀、受力平衡；检查锁紧螺母有无松动现场，若松动及时紧固后才能使用。

（7）定期检修：每周检查门铰链、门锁紧装置一次，发现异常及时调整才能使用。

（8）在设备运行过程中，操作人员不得擅自离岗，应定时观察灭菌参数，若有异常应立即通知车间负责人及时组织检查维修。

（商庆节）

第四节　纯化水生产操作

【实训目的】

1. 掌握常用的纯化水生产设备的构造特点、操作技术及使用注意事项；纯化水生产方面的操作技能。

2. 能按标准操作规程操作纯化水生产仪器设备。

3. 能对纯化水生产操作所涉及设备进行清洁、消毒、维护、保养。

4. 能及时、准确填写相关文件记录。

【实训原理】

纯化水为饮用水经蒸馏法、离子交换法、反渗透法等制得的供药用的水。现如今纯化水制备工艺流程均采用反渗透（reverse osmosis，RO）方法，典型的纯化水工艺，采用饮用水经预处理后，经双级反渗透 RO 纯化水系统、一级反渗透 RO + EDI（电去离子）纯化水系统或双级反渗透 RO + EDI 纯化水系统进行制备。

双级反渗透 RO + EDI 纯化水系统工艺：原水过滤→原水软化→一级反渗透→pH 调节→二级反渗透→EDI 系统→UV 紫外杀菌→工艺使用。

【实训器材】

1. 实训场地 实验室、实训车间。

2. 实训仪器与设备 GSRO－4－Ⅱ纯化水制备系统。

3. 实训材料 饮用水。

【实训方法或操作步骤】

（一）纯化水生产操作

1. 生产前准备

（1）检查设备是否运行正常，是否具有“完好”标识。

（2）检查设备的清洁是否符合生产要求，是否有“已清洁”标识，清洁合格证是否在有效期内。

（3）检查原水压力、压缩空气压力。

（4）检查各泵、管道、阀门位置。

（5）检查各药箱的液位、水箱的液位。

（6）按工艺流程检查预处理、RO 装置、EDI 是否正常完好。

2. 纯化水生产操作

（1）挂上设备“运行中”运行状态标识。

（2）合上总电源开关，接通控制电路，总电源指示灯亮。

（3）启动原水泵；一级膜冲洗。

（4）待原水压力达到 0.1MPa 时，启动一级高压泵，一分钟后关闭一级膜冲洗。

（5）慢慢调节一级进水阀和浓水排放阀，使 RO 产水量达到 3T/H，浓水排放量为 1.3T/H 左右。

（6）启动二级高压泵和 EDI 给水泵，慢慢调节二级进水阀和浓水排放阀，使 RO 产水量达到 2.2T/H，浓水回流为 0.8T/H 左右。慢慢调节 EDI 产水流量至 2T/H；浓极水流量至 0.2T/H 以上。并启动变压器将电流慢慢调至 2～3A，此时电流应在 50～150V 之间。EDI 进入产水状态。产水合格后自动引入纯水储罐。

（7）定期检查及调整设备的各运行参数使设备在规定的范围内工作。

（8）每隔 4 小时，记录一次设备的各运行参数。

（9）系统停机：关闭 EDI 变压器；关闭二级高压泵 EDI 给水泵。打开一级 RO 膜冲洗阀，对膜元件进行低压冲洗 3 分钟左右。依次关闭一级高压泵、原水泵。

（10）关闭总电源及总水源。

3. 操作注意事项

（1）使用前必须做好开机前的各项准备工作。

（2）反渗透装置进水中的余氯对反渗透膜具有氧化降解作用，能缩短膜的使用寿命，因此必须严格控制进水中的余氯含量不超过 0.1mg/L，如果发现余氯超标，应及时更换活性炭。

（3）系统的产水量不得超过系统设计的标准值。

（4）浓水的排放量不得少于设计标准值。

（5）反渗透系统一旦开机产水，必须坚持每天开机，若因故不能正常生产，为防止系统滋生细菌，影响产水品质，冬天至少每天开机一次，夏天必须早、晚各开机一次，每次开机时间不得少于 1 小时。

（6）根据源水的水质情况，定期反洗多介质过滤器和活性炭过滤器。

4. 清场

（1）生产结束后，取下工作状态标识，挂“待清洁”标识。

（2）按 D 级洁净区清洁消毒规程清理工作现场、设备、工具、容器、管道等。

（3）清场结束后，填写清场记录，经 QA 监督员检查合格后，签发“清场合格证”，并贴挂“已清洁”标识。

5. 结束

（1）整理、汇总批生产记录等相关记录。

（2）关闭水、电、阀门开关，关好门窗，按进入程序的相反程序退出离开作业现场。

（二）纯化水生产标准操作规程

1. GSRO－4－Ⅱ纯化水制备系统标准操作规程

（1）生产前检查与准备：检查设备状态标识是否完好。检查设备清洁情况是否已清洁。

（2）填写设备生产状态标识，其内容应标明现正准备生产的产品名称、生产指令号（批号）、设备运行状态及生产日期、操作人等。

（3）系统运行前准备：检查原水压力、压缩空气压力。检查各泵、管道、阀门位置；检查各药箱的液位、水箱的液位。按工艺流程检查预处理、RO 装置、EDI 是否正常完好。

（4）合上总电源开关，接通控制电路，总电源指示灯亮。启动原水泵。

（5）一级膜冲洗。

（6）待原水压力达到 0.1MPa 时，启动一级高压泵，一分钟后关闭一级膜冲洗；慢慢调节一级进水阀和浓水排放阀，使 RO 产水量达到 3T/H，浓水排放量为 1.3 T/H 左右。

（7）启动二级高压泵和 EDI 给水泵，慢慢调节二级进水阀和浓水排放阀，使 RO 产水量达到 2.2T/H，浓水回流为 0.8T/H 左右。慢慢调节 EDI 产水流量至 2T/H；浓极水流量至 0.2T/H 以上。并启动变压器将电流慢慢调至 2～3A，此时电流应在 50～150V 间。EDI 进入产水状态。产水合格后自动引入纯水储罐。

（8）定期检查及调整设备的各运行参数使设备在规定的范围内工作。

（9）每隔 4 小时，记录一次设备的各运行参数。

（10）系统停机程序：关闭 EDI 变压器；关闭二级高压泵 EDI 给水泵。打开一级 RO 膜冲洗阀，对膜元件进行低压冲洗 3 分钟左右。依次关闭一级高压泵、原水泵。

（11）关闭总电源及总水源。

（12）注意事项：反渗透装置进水中的余氯对反渗透膜具有氧化降解作用，能缩短膜的使用寿命，因此必须严格控制进水中的余氯含量不超过 0.1mg/L，如果发现余氯超标，应及时更换活性炭。超过设计标准的产水量将使膜组件提前劣化，因此，系统的产水量不得超过系统设计的标准值。浓水的排放量不得少于设计标准值。否则会引起膜组件结垢，影响膜的使用性能。

（13）反渗透系统一旦开机产水，必须坚持每天开机，若因故不能正常生产，为防止系统滋生细菌，影响产水品质，冬天至少每天开机一次，夏天必须早、晚各开机一次，每次开机时间不得少于 1 小时。

2. 保养及维护

（1）应有专职的操作管理人员定岗负责，并指定技术人员负责管理，对系统情况、运行参数要求最少每4小时记录一次，以便分析系统运行情况。对于系统出现的情况要及时分析原因，对于易耗件、消耗品要有适量的库存储备。

（2）根据源水的水质情况，定期反洗多介质过滤器和活性炭过滤器。

（3）反渗透装置每连续运行8小时或在每次关机前，打开冲洗阀，对膜进行3分钟左右的低压冲洗。

（4）当在标准条件下系统性能下降15%或显然发生结垢及堵塞时，应及时对膜进行化学清洗。

（5）及时更换精密过滤器滤芯和活性炭滤料。

（6）做好日常水质检测和设备运行参数的记录工作，发现异常及时解决。每天定时检测并记录源水电导、余氯含量、纯水电导率、各点压力以及进出水流量等重要参数。

（7）清洗反渗透膜元件的一般步骤如下：用泵将干净、无游离氯的反渗透产品水从清洗箱（或相应水源）打入压力容器中并排放几分钟；用干净的产品水在清洗箱中配制清洗液。将清洗液在压力容器中循环1小时或预先设定的时间。清洗完成以后，排净清洗箱内的清洗液并进行冲洗，然后充满干净的产品水以备下一步冲洗。用泵将干净、无游离氯的产品水从清洗箱（或相应水源）打入压力容器中并排放几分钟，直至排水为中性。冲洗完反渗透系统后，在产品水排放阀打开状态下运行反渗透系统，直至产品水清洁、无泡沫或无清洗剂，符合工艺用水内控要求即可（通常需15～30分钟）。

（8）在设备运行过程中，操作人员不得擅自离岗，应定时观察纯化水生产参数，若有异常应立即通知车间负责人及时组织检查维修。

（三）纯化水生产质量标准

饮用水经蒸馏法、离子交换法、反渗透法或其他适宜的方法制备的制药用水，不得含有任何添加剂，其质量标准见表4－1。

表4－1 纯化水生产质量标准

检查项目	质量标准
性状	无色的澄清液体；无臭
酸碱度	取本品10ml，加甲基红指示液2滴，不得显红色；另取10ml，加溴麝香草酚蓝5滴，不得显蓝色
硝酸盐	不得过0.06ppm
亚硝酸盐	不得过0.02ppm
氨	不得过0.3ppm
电导率	符合规定，不同温度有不同的规定值，例如<4.3μS/cm（20℃）；<5.1μS/cm（25℃）
总有机碳	不得过0.50mg/L
不挥发物	取本品100ml，在水浴上蒸干，105℃干燥至恒重，残渣不得过1mg
重金属	不得过0.1ppm
微生物限度	1ml供试品中需氧菌总数不得过100cfu

扫码“练一练”

（商庆节）

第五章

综合实训

实训一　六味地黄丸（浓缩丸）生产与设备养护综合实训

扫码"学一学"

【实训目的】

1. 掌握塑制法制备浓缩丸的工艺流程及岗位操作要点；中药提取、粉碎、过筛、混合、合药（坨）、制丸条、制丸、包装、清场等方面的操作技能。

2. 能按操作规程进行 TN－30 型提取浓缩机组、SF－130C 万能磨粉机、电磁簸动筛粉机、CH－100 型槽形混合机、YUJ－16A 全自动速控中药丸剂机等的操作、清洁及保养，各种生产文件的记录与汇总。

3. 能进行中药丸剂的质量检查，对制备过程中出现不合格丸剂进行判断，并能找出原因同时提出解决方法。

4. 能按清场规程进行清场工作。

【实训原理】

浓缩丸系指饮片或部分饮片提取浓缩后，与适宜的辅料或其余饮片细粉，以水、蜂蜜或蜂蜜和水为黏合剂制成的丸剂。

六味地黄丸（浓缩丸）属浓缩水丸，采用机器塑制法制备。药物为牡丹皮用水蒸气蒸馏提取挥发性成分后的药渣与少部分酒萸肉和熟地黄、茯苓、泽泻水煎浓缩制得的稠膏，稠膏既是药又兼黏合作用，山药与大部分酒萸肉粉碎的细粉，直接将药材细粉、牡丹皮挥发性成分与稠膏混匀制软材、制丸。

塑制法的生产工艺流程为：原辅料准备→制丸块→制丸条→分粒→搓圆→干燥→整丸、打光→质量检查→包装。

【实训器材】

1. 实训场地　实验室、实训车间。

2. 实训仪器与设备　TN－30 型提取浓缩机组、SF－130C 万能磨粉机、电磁簸动筛粉机、CH－100 型槽形混合机、YUJ－16A 全自动速控中药丸剂机。

扫码"看一看"

3. 实训材料　熟地黄、酒萸肉、牡丹皮、山药、茯苓、泽泻。

【实训方法和操作步骤】

（一）六味地黄丸生产综合实训

处方：熟地黄 0.48kg　酒萸肉 0.24kg　牡丹皮 0.18kg　山药 0.24kg　茯苓 0.18kg　泽泻 0.18kg　共制 4000 粒。

步骤一：原辅料准备

工序一：饮片准备

扫码"看一看"

1. 生产前准备

（1）按人员进入一般生产区更衣程序和净化要求进入操作间。

（2）按批生产指令从仓库领取酒萸肉、牡丹皮、山药、茯苓、泽泻等中药饮片，按物料进入一般生产区程序和净化要求，将物料传运进入生产区，存放于物料存放间。

（3）检查工作现场、工具、容器清场合格标识，核对有效期。

（4）检查设备是否具有"完好"标识及"已清洁"标识，设备是否运行正常。

（5）校准称量器具，检查所需物料检验报告单、合格证是否齐全，核对中药饮片名称、数量与配制指令单是否一致。

（6）生产操作开始前，操作人员按照生产指令、产品生产工艺规程认真核对投料计算情况，准备好生产所需的相关技术文件和生产记录。

（7）挂本次运行标识。

2. 生产操作

（1）核对中药饮片名称、产地、规格、数量，按处方要求准备牡丹皮备用。

（2）核对酒萸肉、山药品名、规格、数量，按模块二中第四章粉碎过筛的操作准备需粉碎的酒萸肉、山药，粉碎成细粉，并按处方称量。

（3）根据处方准备熟地黄、酒萸肉、茯苓、泽泻，待提取备用。

（4）将准备好的中药饮片装入洁净容器内，容器外贴上物料状态标识和待检牌，标识上注明品名、规格、批号、数量、日期和操作者姓名。填写请验单请检，合格后摘待检牌挂合格牌。

3. 清场

（1）生产结束后，取下工作状态标识，挂清场标识。

（2）将生产所剩的尾料收集办理退库。

（3）按一般生产区清场程序和设备清洁规程清理工作现场、设备、工具、容器、管道等。

（4）清场完毕，填写清场记录。经 QA 监督员检查，合格后挂清场合格标识。

4. 结束

（1）整理、汇总批生产记录等相关记录。

（2）关闭水、电、汽、阀门开关，关好门窗，按进入程序的相反程序退出离开作业现场。

工序二：牡丹皮挥发性成分提取

1. 生产前准备 按批生产指令从车间中间站领取上工序合格牡丹皮中饮片，核对品名、饮片规格、提取用量、处方量等。

2. 生产操作 按固液比 11∶1 的比例加水使牡丹皮颗粒湿润，调节浸润 pH 为 6，在 40℃条件下浸泡 2 小时，使药粉充分湿润，用水蒸气蒸馏法提取牡丹皮挥发性成分。

（1）检查提取罐的投料门、排渣门是否正常并能顺利到位。

（2）检查提取罐各机件、仪表是否完好灵敏，各气路是否畅通。

（3）检查排渣门有无漏液现象。

（4）上述各项均正常则可打开压缩空气阀，按排渣门关门按钮关闭排渣门，再按排渣门锁紧按钮使排渣门锁紧，关掉压缩空气阀门。

（5）接通水电开关，打开蒸汽发生器加热开关进行预热至稳定工作。

(6) 将已润湿好的牡丹皮颗粒放入提取罐后，打开蒸汽阀门直接向罐体内通入热蒸汽，同时关闭通入冷却器的阀门，打开通入油水分离器的阀门，待提取罐中液体沸腾（即油水分离器中有水滴出时），关闭蒸汽发生器面板上加热开关Ⅱ，适当调节蒸汽阀门，控制加热速度，控制沸腾速度；水油混合蒸汽通过泡沫捕捉器进入热交换器，经过冷却后流入油水分离器，芳香水由此回流到罐中，挥发油由分离器的芳香油出口流出。

(7) 当馏出液不再混浊时，关掉蒸汽阀停止蒸馏，收集馏出液。

(8) 将出渣车开至提取罐下面，打开压缩空气阀，按排渣门脱钩按钮，打开出渣门按钮，开门放出药渣，交提取工序煎煮提取。

(9) 将馏出液冷藏结晶，滤过，滤液重蒸馏，重蒸馏液再冷藏结晶，滤过，最后将结晶合并，40℃条件下干燥，必要时研细备用。

(10) 将提取的牡丹皮挥发性成分装入洁净容器，容器外贴上物料状态标识和待检牌，标识上注明品名、规格、批号、数量、日期和操作者姓名。填写请验单请检，合格后摘待检牌挂合格牌。

3. 清场 参照饮片准备项下要求清场。

4. 结束 参照饮片准备项下要求结束提取工作。

工序三：中药煎煮、浓缩

1. 生产前准备 按批生产指令从车间中间站领取上工序合格的熟地黄、茯苓、泽泻、山茱萸中间产品，其他参照饮片准备项下准备。

2. 生产操作

(1) 取处方量的酒萸肉、熟地黄、茯苓、泽泻和提取牡丹皮挥发性成分后的药渣放入提取罐，第一次加水量为药材量的10倍，煎煮时间为溶剂沸腾后2小时，第二次加水量为药材量的7倍，煎煮时间为溶剂沸腾后1.5小时。两次煎液滤过，合并滤液，滤液浓缩至相对密度1.35~1.40（80℃）的稠膏。

(2) 将浓缩好的稠膏装入洁净容器内，容器外贴上物料状态标识和待检牌，标识上注明品名、规格、批号、数量、日期和操作者姓名。填写请验单请检，合格后摘待检牌挂合格牌。

3. 清场

(1) 生产结束后，取下工作状态标识，挂清场标识。

(2) 将生产所剩的尾料收集办理退库。

(3) 参照饮片准备项下清场要求清场。

4. 结束 参照饮片准备项下要求结束煎煮、浓缩工作。

工序四：饮片粉碎、过筛、混合

1. 生产前准备

(1) 按人员进入D级洁净生产区更衣程序和净化要求进入操作间。

(2) 按批生产指令从仓库领取山药、酒萸肉等物料，按物料进入D级洁净生产区程序和净化要求，将物料传运进入生产区，存放于物料存放间。

(3) 检查工作现场、工具、容器清场合格标识，核对有效期。

(4) 检查设备是否具有“完好”标识及“已清洁”标识，设备是否运行正常，检视机器是否上足润滑油，运转正常，粉碎机进料口是否安装有电磁铁，电机及皮带轮等转动部位的防护罩是否完好、安全。

（5）校准称量器具，检查所需物料检验报告单、合格证是否齐全，核对原辅料、药材、中间产品名称、数量与生产指令是否一致。

（6）生产操作开始前，操作人员按照生产指令、产品生产工艺规程认真核对投料计算情况，准备好生产所需的相关技术文件和生产记录。

（7）挂本次运行标识。

2. 生产操作

（1）粉碎、过筛

1）万能磨粉机需安装好80～100筛网。按筛分标准操作规程安装好筛网，把盛料箱摆正放在出料口下方，安装完毕应检查密封性。

2）打开总电源钥匙、开关，使相关电器和机器设备处于供电状态。

3）开启吸尘系统进入正常吸尘。

4）将山药与剩余的酒萸肉混匀，以备粉碎。

5）开启设备让其空转，待转速稳定后，再均匀而连续地加入适量药材饮片进行粉碎。

6）启动筛粉机设备空转运行，声音正常后，把物料均匀加入加料口，开始过筛。

7）检查药粉细度，精密称取过筛后的药粉100g，置80目和100目标准筛时，将通过筛网的药粉取出，再精密称重。按下式计算百分比，看是否符合要求。

细粉（%）＝通过筛网的粉末重量（g）/测定用粉末的重量（g）×100%

能全部通过5号（80目）筛，并含通过6号（100目）筛不少于95%的粉末为合格。

8）粉碎并过筛完毕，立即停机。

（2）混合

扫码“看一看”

1）启动混合设备空转运行，声音正常后停机，加料。

2）开启混合机械按产品生产工艺规程要求进行混合，保证足够混合时间。

3）混合均匀度检查：取混合后的药粉适量，置光滑白纸上平铺$5cm^2$，将其表面压平，在光亮处观察，若色泽均匀，无花纹、色斑为合格。必要时可以药粉不同部位取样测定其代表成分的含量，与规定含量比较，应符合规定且均一。

4）混合完成后，立即停机。

5）将生产所剩的尾料收集，标明状态，交中间站，并填写记录。

6）将混匀的药粉装入洁净容器内，容器外贴上物料状态标识和待检牌，标识上注明物料品名、规格、批号、数量、日期和操作者姓名。填写请验单请检，合格后摘待检牌，挂合格牌，移交制丸工序。

3. 清场

（1）生产结束后，取下工作状态标识，挂清场标识。

（2）各工序剩余物料、中间产品按规定进中间站。

（3）未用完的原辅料、包装材料办理退库。

（4）清理作业场地，清除生产废弃物。

（5）按D级洁净生产区清场、消毒程序和要求清理工作现场、设备、工具、容器、管道等。

（6）清场完毕，填写清场记录。经QA监督员检查合格，挂清场合格标识。

4. 结束

（1）整理、汇总批生产记录等相关记录。

（2）关闭水、电、汽、阀门开关，关好门窗，按进入程序的相反程序退出离开作业现场。

步骤二：制丸块（合药）

1. 生产前准备

（1）按人员进入D级洁净生产区更衣程序和净化要求进入操作间。

（2）按批生产指令从车间中间站领取上工序合格稠膏、药粉、丹皮酚等中间产品，存放于物料存放间。

（4）其他照粉碎、过筛、混合工序准备。

2. 生产操作

（1）将以上所制备的稠膏、药粉、牡丹皮挥发性成分放入槽形混合机的混合槽内。

（2）开启混合机，搅拌桨转动，反复搅拌捏合，直到药粉全部湿润，成为软硬适度，滋润柔软，色泽里外一致，涂布不见药粉本色，能随意塑型，不黏手，不黏附容器四壁的药坨，即软材。

（3）将制好的软材装入洁净容器内，加盖。容器外贴上物料状态标识和待检牌，标识上注明物料名称、规格、批号、数量、日期和操作者姓名。填写请验单请检，合格后即可立即进行制条、制丸、干燥。

（4）软材制备完成后立即停机。

3. 清场 参照粉碎、过筛、混合工序做好清场工作。

4. 结束 参照粉碎、过筛、混合工序结束工作。

步骤三：制丸、干燥

1. 生产前准备 参照合坨工序做好各项准备工作。

2. 生产操作

（1）将全自动速控中药丸剂机自控轮、导轮、刀具等部件均匀地涂少许润滑剂。

（2）开机，待机器转速稳定，将制好的软材（药坨）放入加料斗，药坨在加料斗内经推进器的挤压作用通过出条嘴制成丸条，丸条经导轮被直接送至刀具切、搓、制成丸粒。制丸速度可通过旋转调节钮调节。

（3）将制好的丸粒直接送入同操作间的干燥室进行烘干。

（4）将干燥的丸粒装入洁净容器内，加盖。容器外贴上物料状态标识和待检牌，标识上注明物料名称、批号、数量、日期和操作者姓名。填写请验单请检，合格后摘待检牌挂合格牌，并移交泛丸车间打光。

3. 清场 参照粉碎、过筛、混合工序做好清场工作，设备的清场参考YUJ－16A全自动速控中药丸剂机清洁标准操作规程。

4. 结束 参照粉碎、过筛、混合工序结束工作。

步骤四：打光

1. 生产前准备 参照粉碎、过筛、混合工序作好准备工作。

2. 生产操作

（1）将川蜡粉碎过80目筛，备用。也可在川蜡细粉中加入少许甲基硅油混匀备用。

（2）将干燥的丸粒加入洁净的包衣锅内，再将少许川蜡粉均匀地撒布在丸粒中，扣紧泛丸锅锅盖。

（3）开机让丸粒在包衣锅内滚转摩擦，直至表面光亮。

（4）将打光后的丸粒装入洁净容器，加盖。容器外贴上物料状态标识和待检牌，标识上注明物料名称、批号、数量、日期和操作者姓名。填写请验单请检，合格后摘待检牌挂合格牌。

3. 清场 参照粉碎、过筛、混合工序做好清场工作。

4. 结束 参照粉碎、过筛、混合工序结束工作。

步骤五：包装

工序一：内包

1. 生产前准备

（1）按批包装指令从车间中间站领取上工序合格待包装产品及包装材料。

（2）其他准备工作参照合坨工序。

2. 生产操作

（1）手工 将数丸板插入丸中，使每孔均有一丸，然后将板上的丸粒通过漏斗装入瓶中，再用铝塑薄膜封严瓶口，旋紧瓶盖。

（2）机器 分装原理同数丸板。其灌装程序如下。

1）理瓶 打开电源开关，把洁净干燥的瓶子均匀而适量地放入理瓶机内，过多则会造成理瓶不畅。调节理瓶速度调节旋钮，使理瓶速度与生产能力一致。

2）灌装 打开数丸机电源开关，将丸粒加入料斗中，使单位包装剂量为200粒，进行试包装，检查装量。待装量符合规定后，开始灌装，按加速或减速调节灌装速度。

3）旋瓶盖 打开电源，将瓶盖倒入理盖盘中，将盛好丸粒的瓶子排入输送带上，按下输送、理盖启动按钮，旋盖开始工作。

（3）贴上瓶签，瓶签上注明品名、功效主治、规格、用法用量、包装、生产日期、生产批号、有效期、贮藏等及生产单位等。

（4）将完成内包的丸粒，用适当容器盛装。填写请检单请检，合格后摘待检牌挂合格牌，并移交外包工序。

3. 清场 关停理瓶机、灌装机，参照粉碎、过筛、混合工序做好清场工作。

4. 结束 参照粉碎、过筛、混合工序结束工作。

工序二：外包

1. 生产前准备

（1）按人员进入一般生产区更衣程序和净化要求进入操作间。

（2）按批包装指令从车间中间站领取上工序合格待包装产品及包装材料，认真核对半成品、包装材料、说明书、物料品名、规格、数量是否相符。

（3）其他参照饮片准备项下准备。

2. 生产操作

（1）将药丸每20瓶、说明书一张按规定折叠放入盒内，封口，在盒外表面印有品名、处方、装量、功效主治、规格、用法用量、注意事项、注册商标、批准文号、包装、生产日期、生产批号、有效期、厂址厂名、贮藏等。

（2）将大盒子（箱）打印产品名称，生产批号，生产日期，有效期等。底部封口后，将包装好的小盒按规定量装入大箱，填写装箱单放入箱内。

（3）送封塑间封箱，打包。

（4）将包装好的产品送成品待检库内，填写成品请验单请检。

（5）待下达合格通知后，由 QA 监督员填写发放合格证，贴在箱上三期处。凭检验合格报告单或入库证办理入库手续。

3. 清场

（1）剩余的包装材料、标签、说明书认真清点、核实数量后，办理退库。

（2）参照饮片准备项下清场要求清场。

4. 结束 参照饮片准备项下结束要求结束外包工作。

步骤六：质量检查

1. 外观 丸剂外观应圆整均匀、色泽一致。

2. 水分 不得超过 9.0%。

3. 重量差异 以 10 丸为 1 份，取供试品 10 份，分别称定重量，再与每份标示重量（每丸标示量 × 称取丸数）相比较（无标示重量的丸剂，与平均重量比较）。超出重量差异限度的不得多于 2 份，并不得有 1 份超出限度 1 倍。

4. 装量差异 照现行版《中国药典》最低装量检查法检查，应符合规定。

5. 溶散时限 照现行版《中国药典》崩解时限检查法，浓缩丸应在 2 小时内全部溶散。

实训提示

1. 关键工序质量控制点

（1）前处理 原辅料应在规定的操作间除尘及去外包，按《中国药典》或中药炮制规范将药材炮制合格。

（2）配料 投料用原辅料的品名、规格、数量应符合规定。

（3）粉碎、过筛 药料要尽量粉碎利用，粉末细度应符合规定要求，确实无法再粉碎的药料头子，应煎水并适当浓缩后在制丸块时加入。

（4）药丸外观质量、内在质量、卫生标准、重量差异限度等均应符合《中国药典》丸剂项下的相关规定。

（5）包装应符合规定，包装封口应严密，外包封口应垂直、等距打包。

2. 关键工序技术控制点

（1）所有原辅料及包装材料必须经质检部检验合格后方可领用。

（2）非本批物料不得进入操作室，避免错投料或混药。

（3）称料、投料及计算结果需经复核，并有操作者和复核者双方签名。

（4）使用蒸汽设备时，需事先检查进气阀、压力表、安全阀是否完好畅通。

（5）使用电气设备时，应先检查开关、线路是否完好。

（6）带传动的设备，需每天检查一次传动、机械性能，并加足润滑油。

（7）使用粉碎、过筛混合、制丸等机器设备均需先开机试车，待机器运转正常后方可投料。

（8）合坨质量要求软硬适度，滋润柔软，色泽里外一致，涂布不见药粉本色，能随意塑型，不黏手，不黏附容器四壁的药坨。

（二）主要设备标准操作规程及维护保养

1. SF－130C 万能磨粉机

（1）操作规程 开动磨粉机前，应检查所有检修门是否关闭严密，调整好风机和主轴的转向，排气阀应处于全开的位置。起动主机后，应立即加料（应先加细小颗粒料，再加正常料度料）然后开大风量阀门，在保证进料口不向外喷粉的前提下应尽量关小排气阀。接着调整好成品细度。带有颚板和提升机系列开机前应检查破碎机的颚板间隙是否符合进料粒度要求，调整分析机转速使之达到近似成品粒度要求。

1）开机顺序：①开动斗提升机。②开动颚式破碎机。③待料仓存有物料后，启动分析机。④启动鼓风机（空负荷启动，待正常运转后再加载）。⑤启动主机，在启动主机瞬间即启动电磁振动给料机。此时磨粉工作即为开始。开机简易顺序为："启动"提升机→破碎机→分析机→风机→主机→给料机。

2）停机顺序　①先关闭给料机停止给料。②一分钟后停止主机。③吹净残留的物料后停止鼓风机。④最后关闭分析机。

停机简易顺序为：给料机→主机→鼓风机→分析机。

（2）保养与维护

1）该机除主轴上端用滑动轴承外，其余传动部分用滚动轴承，所以必须在良好的润滑条件下运行，否则会损坏轴承，缩短使用寿命。保养方法如下：主轴加油时间每班一次，但须注意，发现油杯内的油没有损耗或损耗太慢时，应立即清洗油道，再加50#机械油，油杯位置在主轴上端，主轴底座轴承、磨辊轴轴承每一班用黄油枪加注3#锂基润滑脂一次，分析器轴承每六个月拆开清洗一次，加足3#锂基润滑脂，风机轴承室加锂基润滑脂。

2）严禁金属块进入机腔内，否则会损坏磨辊及磨环，甚至中心吊架等。

3）加料应均匀，不可忽多忽少。加料过多会将风道堵死，降低产量，易烧坏电机，加料过少也会降低产量。进料粒度要求硬料直径以小于15mm时为宜，软料直径可为20mm，严禁大块物料加入机内。

4）风量调节：位于风机进气管上的风量控制阀，一般开到最大位置，根据细度、产量要求适当调整。位于废气出口排气管上的调节阀，调到进料口处无粉尘喷出即可。风量小则粉末细度高。但风量过小，主机下方的风道内易沉淀物料，需适当调整。

5）细度调节，根据物料的大小、软硬、含水量、比重不同，加工的粗细度也不同，可调节上方的分析器，转速高、细度高，转速低、细度低。提高细度，产量会相应降低，如果还达不到要求时应调试风机转速，操作可灵活掌握。

6）磨辊磨环的报废极限，剩余最小壁厚不得小于10mm。

7）停车时，先停止进料，主机仍继续运行，使残留的磨料继续进行碾磨，约一分钟后，可关闭主机电动机和分析器电机，停止碾磨工作，然后再停止风机电动机，以便吹净残留的粉末。

2. CH－100 型槽形混合机操作保养规程

（1）操作规程

1）检查设备有无"完好"标识。

2）使用前应进行一次空车运转试验，无异常情况时，方可投入使用。

3）按规定要求在混合槽内加上适当的混合料。

4）打开电机，进行物料混合。

5）将混合好的物料盛入规定的洁净容器内。

6）按清洁 SOP 要求进行清洁。

（2）保养及维护

1）在机器运转中，如须刮净箱壁上的物料时，应用竹木器工具，切勿用手操作，以免造成事故。

2）在使用中如发现机器运转异常（机器震动有异声等），应立即停机检查。

3）应经常向减速器内加注3#定子油，加油时注意使油面保持在油面线上即可，一般每4个月更换新油一次，更换时，应将减速器内处理清洁（用纯净汽油清洗）后再加入新油。

4）搅拌轴的润滑。要从左右减速器油标注入润滑油，每班生产要注入1～2次，搅拌轴左右两端的滚动轴承注钙基润滑脂。每4个月注油一次。

5）机器在较长时间未用时，须先将密封拆下，清洗本体上的残留药物，清洗完毕后再将其复原坚固。

6）操作人员必须熟悉本机的技术性能、内部构造、控制机构等的使用原理。经常检查各种机件运转是否良好，防止事故发生，以保证安全生产。

7）一次使用完毕或停工时，须将剩余物料取出，刷净机器各部分的残留粉末，擦干净后盖上机罩。

3. TN－30型提取浓缩机组操作、保养规程

（1）标准操作规程

1）操作前准备 ①接通电闸，此时蒸汽发生器电源灯亮。②检查进水、出水管路是否通畅，检查真空泵的循环水是否已添加。

2）提取操作 ①开加水阀门，开蒸汽发生器两组加热开关，Water pump灯亮表示进水，Normal灯亮表示进水结束，Heating灯亮，自动加热产汽。②按工艺要求加一定药材及一定比数的水（可开进水阀门直接加）或溶剂，将提取罐密闭锁紧。③开蒸汽发生器和提取罐之间阀门，开始用夹套间接蒸汽加热（蒸汽开动时提取罐冷凝器的冷却水要同时开通，冷凝器放空阀保持开放）。④提取非挥发性成分时，直接打开挥发油收集器下部管路阀门，使冷却的提取溶剂直接回到提取罐，提取挥发油时，关闭收集器底部阀门，待挥发油浮于液面达到放出高度时，放出挥发油，随后使水分回流到提取罐中，循环操作，继续收集。⑤加热到提取温度后，可以关小进汽阀门或只开Ⅰ组加热，到时间后进行浓缩。

3）浓缩操作 ①关闭两个溶剂回收罐与冷凝器之间的阀门，开启真空泵与缓冲罐间阀门，开启真空泵，然后打开提取罐与浓缩罐之间阀门，将提取液抽到浓缩罐中。②打开浓缩罐进气阀，开启浓缩管的冷却水系统，打开溶剂回收罐与冷凝器之间的阀门，关闭溶剂回收罐下部连通提取罐的阀门，关闭溶剂回收罐放空阀，开始独立的浓缩作业。③监测溶剂回收罐连通器视窗，当收集的溶剂达到一定高度时，关闭冷凝器与回收罐之间的阀门，开溶剂回收罐放空阀，打开回收罐下部阀门，将溶剂回流到提取罐，两个回收罐可交替使用，循环回收，同时要用手电筒监测浓缩罐里气泡发生状况，如果有溢出则要打开浓缩罐顶部放空阀。④可继续吸提取液倒浓缩罐中，调节提取液进液量，稳定在视镜中线，直至浓缩到工艺要求的比重。⑤浓缩作业后期，要取样测定浓度比重，一般比重在1.2～1.4即可。

4）操作结束 ①达到浓度，停止加热，并关闭真空泵与缓冲罐之间阀门，关闭真空泵，打开浓缩器排空，浓液要从浓缩罐底部阀门趁热放出，以免黏壁，浓缩罐一般不要经常开启，保持气密性，无论何时关闭真空泵前应先关闭抽真空管路上阀门，防止倒吸。②按“TN－30小型提取浓缩机组清场规程”进行清场。③按“TN－30小型提取浓缩机组维修维护规程”维护保养好该设备。④作好生产记录及设备运行记录。

（2）保养及维护

1）设备按规定开关、操作，专人专机使用、维修。

2）电器设备应防潮、防水，切勿用湿手触动电器，防止触电。

3）在设备运行过程中，操作人员不得擅自离岗，应定时观察蒸汽压力，若有异常应立即关闭车间总蒸汽阀，并通知相关人员及时组织检查维修。

4）生产结束出渣时，按下料渣门开启按钮后若出现料渣门不能打开，或虽料渣门打开但料渣滞留罐内的现象时，禁止在罐下用硬物强行出渣，以免造成人员伤亡事故。

5）当机器运行过程中突然发生停电、停水等异常情况，应立即关闭所有蒸汽阀门。

6）在提取过程中出现溢锅现象时，立即关闭所有蒸汽阀门。然后再缓慢打开，调节进汽量。

7）在设备运行过程中，若出现蒸汽流量正常而蒸汽压力无法达到正常值时，应关闭所有阀门，及时报告，通知动力维修人员进行管线检漏并维修。

4. YUJ－16A全自动速控中药丸剂机标准操作及保养规程

（1）标准操作规程

1）开机前的准备工作

①检查设备是否挂有“已清洁”“完好”的设备状态标识。

②检查电源连接是否正确。

③检查润滑部位是否有加润滑油。

④检查机器各部件是否有松动或错位现象，若有加以校正并坚固。

⑤检查酒精罐内是否有酒精。

⑥接通电源后，启动设备低速空转运行，观察是否能正常运作。

⑦取下“已清洁”标识，准备生产。

2）开机

①接通主电源，电源指示灯亮，调节变频调速器，频率显示为零。

②启动搓丸按钮，指示灯亮。

③启动伺服机按钮，待指示灯亮，按顺时针方向缓慢转动速度调节旋钮，伺服机开始转动。

④启动制条机按钮，把调频开关扳向开。

⑤按顺时针方向转动调频旋钮至所需速度，制出药条。

⑥打开酒精罐阀门，把制丸刀润湿。

⑦将一根药条，通过测速电机和减速控制器，进行速度确认调整。

⑧将其余药条从减速调控器下面穿过，再放到送条轮上，通过顺条器进入有槽滚筒进行制丸。

⑨将制好的丸剂进行及时干燥。

3）停机

①工作完毕，切断药条，关闭酒精槽阀门。

②先按反时针方向转动速度调节旋钮和调频旋钮至最低位置，并把调频开关扳向“关”。

③依次关闭制条机、搓丸机、伺服机。

④关闭电源箱主开关，电源指示灯熄灭。

（2）清洁标准操作规程

1）生产结束后，首先关闭电源开关，将搅拌器、出条器、顺条器、制丸刀轮、毛刷等部件拆下。

2）把卸下的零部件依次在清洁容器中用饮用水持续冲洗，至目测无明显污迹。

3）冲洗后的零部件用纯化水冲洗三遍，至目测无污迹，晾干。

4）把清洁干燥的洁净布用热水润湿后，擦拭机器台面至无污迹，并用75%乙醇擦拭设备与药物接触的各部位。最后把卸下的零部件由专人安装上去。

5）清洁过程中，注意电源安全，及时填写记录。

6）每周末生产结束、设备清洁后，用75%的乙醇对制丸机拆下的零部件进行擦拭。

（3）维护保养

1）每班保养项目：检查设备紧固螺栓及各连接件有无松动，需保持设备内外清洁。

2）每月保养项目：清洗酒精罐；将机器的传动部件的油污擦净，以便清楚地观察运转情况；检查传送带的张紧程度；检查测速电机轮、减速控制器灵敏度。

3）每年保养项目：整机解体，清洗、检查；检查或更换制丸刀轮；检查或修理测速电机轮、减速控制器。

【实训结果与结论】

项目	六味地黄丸
外观	
含水量（%）	
重量差异	
装量差异	
溶散时限	
结论	

【考核方式】

班级： 姓名： 学号：

考核内容	实训考核点	分值	实得分
实训前准备 （分值5%）	着装及个人卫生符合规定	2	
	开启设备之前能够检查设备，确认实训仪器和设备性能良好	3	

续表

考核内容	实训考核点	分值	实得分
制备操作（分值40%）	能够按照操作规程正确操作	20	
	能够正确表述塑制法操作的流程	5	
	能够根据药材性质正确说出药材的处理方式	5	
	能够说出制备过程中的质量控制要点	5	
	能够注意到制丸设备使用过程中的各项安全注意事项及维护保养措施	5	
实训结果评价（分值30%）	外观、含水量、重量差异、溶散时限符合要求	20	
	成品总量在规定范围内、会计算物料平衡	10	
实训记录（分值10%）	实训记录填写准确完整	10	
实训结束清场（分值10%）	实训场地、仪器和设备清洁	5	
	实训清场记录填写准确完整	5	
其他（分值5%）	正确回答考核人员提出的问题	5	
合计		100	

考核教师： 考核时间： 年 月 日

扫码“练一练”

（颜仁梁）

扫码“学一学”

实训二 玄麦甘桔颗粒生产与设备养护综合实训

【实训目的】

1. 掌握湿法制粒制备颗粒剂的工艺流程及岗位操作要点；中药炮制、提取、浓缩、粉碎、混合、制粒、干燥、整粒、总混、分装、外包装、清场等方面的操作技能。

2. 能按操作规程完成ZNTD－50型提取浓缩机组、LSH型高效湿法混合制粒机、YK－60型摇摆式颗粒机、LBL－1型流化床、ZS－400型振荡筛、HD型三维运动混合机等的操作、清洁及保养，各种生产文件的记录与汇总。

3. 能进行中药颗粒剂的质量检查，对制备过程中出现不合格颗粒剂进行判断，并能找出原因同时提出解决方法。

4. 能按清场规程进行清场工作。

【实训原理】

颗粒剂系指原料药物与适宜的辅料混合制成具有一定粒度的干燥颗粒状制剂。颗粒剂可分为可溶颗粒（通称为颗粒）、混悬颗粒、泡腾颗粒、肠溶颗粒、缓释颗粒和控释颗粒等。玄麦甘桔颗粒属可溶颗粒，本实训采用湿法制粒制备。

玄麦甘桔颗粒制法如下：

取玄参、麦冬、甘草、桔梗，加水煎煮三次，第一次1.5小时，第二、三次各1小时，合并煎液，滤过，滤液静置12小时，取上清液浓缩至相对密度为1.32～1.35（65℃）的稠膏，稠膏既是主药又兼黏合、润湿作用。取稠膏，加入适量的蔗糖及糊精细粉，混合均匀，制成颗粒，干燥，即得。

玄麦甘桔颗粒的生产工艺流程为饮片准备→制备稠膏→制备蔗糖粉→制备颗粒→分装→外包装→质量检查→入库。

【实训器材】

1. 实训场地 实验室、实训车间。

2. 实训仪器与设备 ZNTD－50型提取浓缩机组、LSH型高效湿法混合制粒机、YK－60型摇摆式颗粒机、LBL－1型流化床、ZS－400型振荡筛、HD型三维运动混合机。

3. 实训材料 玄参、麦冬、甘草、桔梗、蔗糖、糊精。

扫码“看一看”

【实训方法和操作步骤】

（一）玄麦甘桔颗粒生产综合实训

处方：玄参0.8kg 麦冬0.8kg 甘草0.8kg 桔梗0.8kg 共制1000袋

步骤一：饮片准备

1. 生产前准备

（1）按人员进入一般生产区更衣程序和净化要求进入操作间。

（2）按批生产指令从仓库领取玄参、麦冬、甘草、桔梗、蔗糖、糊精等物料，按物料进入一般生产区程序和净化要求，将物料传运进入生产区，存放于物料存放间。

扫码“看一看”

（3）检查工作现场、工具、容器清场合格标识，核对有效期。

（4）检查设备是否具有“完好”标识及“已清洁”标识，设备是否运行正常。

（5）校准称量器具，检查所需物料检验报告单、合格证是否齐全，核对原辅料、药材名称、数量与配制指令单是否一致。

（6）生产操作开始前，操作人员按照生产指令、产品生产工艺规程认真核对投料计算情况，准备好生产所需的相关技术文件和生产记录。

（7）挂本次运行标识。

2. 生产操作

（1）净制 除去玄参、麦冬、甘草、桔梗等非药用部位、杂质，净制完毕及时填写批生产记录，并检查中药材收率范围与规定的物料消耗定额核对，将物料转交给洗润岗位。

（2）洗、润 将玄参、麦冬、甘草、桔梗等药材洗净、润透，洗润完毕及时填写批生产记录，将物料转交给切制或扎扁岗位。

（3）切制或轧扁 玄参切薄片，甘草、桔梗切厚片，麦冬轧扁。切制或轧扁后药材装入洁净塑料桶内，及时填写批生产记录，产品与转交给干燥岗位。

（4）干燥 将待干燥物料放入热风循环烘箱分别进行干燥，设定干燥温度为70℃干燥，及时填写批生产记录，干燥完毕，将玄参、麦冬、甘草、桔梗分别装入洁净容器内，容器外贴上物料状态标识和待检牌，标识上注明品名、规格、批号、数量、日期和操作者姓名。填写请检单请检，合格后摘待检牌挂合格牌。

3. 清场

（1）生产结束后，取下工作状态标识，挂“待清洁”标识。

（2）将生产所剩的尾料收集办理退库。

（3）按一般生产区清洁消毒规程清理工作现场、设备、工具、容器、管道等。

（4）清场结束后，填写清场记录，经 QA 监督员检查合格后，签发“清场合格证”，并贴挂“已清洁”标识。

4. 结束

（1）整理、汇总批生产记录等相关记录。

（2）关闭水、电、汽、阀门开关，关好门窗，按进入程序的相反程序退出离开作业现场。

扫码“看一看”

步骤二：制备稠膏（中药煎煮、浓缩）

1. 生产前准备 按批生产指令从车间中间站领取上工序合格饮片，其他参照步骤一饮片准备项下准备。

2. 生产操作

（1）称量配料 按批生产指令称取处方比例的玄参、麦冬、甘草、桔梗饮片。

（2）取玄参、麦冬、甘草、桔梗投入到提取罐内，加饮用水煎煮三次。第一次微沸煎煮 1.5 小时，第二、三次各 1 小时，合并煎液，滤过，滤液静置 12 小时。将静置后的上清液过滤，泵至浓缩罐进行浓缩，浓缩至相对密度为 1.32～1.35（65℃）的稠膏。

（3）将浓缩好的稠膏在洁净区收膏，装入洁净容器内，置冷库，容器外贴上物料状态标识和待检牌，标识上注明品名、规格、批号、数量、日期和操作者姓名。填写请检单请检，合格后摘待检牌挂合格牌。

3. 清场

参照饮片准备项下要求清场。

4. 结束

参照饮片准备项下要求结束。

扫码“看一看”

步骤三：制备蔗糖粉

1. 生产前准备

（1）按人员进入 D 级洁净生产区更衣程序和净化要求进入操作间。

（2）按批生产指令从仓库领取蔗糖，按物料进入 D 级洁净生产区程序和净化要求，将蔗糖传运进入生产区，存放于物料存放间。

（3）检查工作现场、设备、工具、容器清洁清场状态。

（4）检查设备是否具有“完好”标识及“已清洁”标识，设备是否运行正常，检视机器是否上足润滑油，运转正常，粉碎机进料口是否安装有电磁铁，电机及皮带轮等转动部位的防护罩是否完好、安全。

（5）校准称量器具，检查所需物料检验报告单、合格证是否齐全，核对蔗糖与生产指令是否一致。

（6）生产操作开始前，操作人员按照生产指令、产品生产工艺规程认真核对投料计算情况，准备好生产所需的相关技术文件和生产记录。

（7）挂本次运行标识。

2. 生产操作

（1）使用 GF150 涡轮自冷式粉碎机，安装好 80 目筛网。

（2）打开总电源钥匙、开关，使相关电器和机器设备处于供电状态。

（3）开启吸尘系统进入正常吸尘。

（4）开启粉碎机让其空转，待转速稳定后，再均匀而连续地加入适量蔗糖进行粉碎。

（5）检查蔗糖粉细度，精密称取过筛后的糖粉100g，置80目和100目标准筛时，将通过筛网的糖粉取出，再精密称重。按下式计算百分比，看是否符合要求。

细粉（%）=通过筛网的粉末重量（g）/测定用粉末的重量（g）×100%

能全部通过5号（80目）筛，并含通过6号（100目）筛不少于95%的粉末为合格。

（6）粉碎并过筛完毕，立即停机。

3. 清场

（1）生产结束后，取下工作状态标识，挂“待清洁”标识。

（2）各工序剩余物料、中间产品按规定进中间站。

（3）未用完的原辅料、包装材料办理退库。

（4）清理作业场地，清除生产废弃物。

（5）按D级洁净生产区清场、消毒程序和要求清理工作现场、设备、工具、容器、管道等。

（6）清场完毕，填写清场记录。经QA监督员检查，合格后挂清场合格标识。

4. 结束

（1）整理、汇总批生产记录等相关记录。

（2）关闭水、电、汽、阀门开关，按进入程序的相反程序退出离开作业现场。

步骤四：制备颗粒

1. 生产前准备 参照制备蔗糖粉做好准备工作。

2. 生产操作

工序一：称量配料

将稠膏、蔗糖粉、糊精按适当的比例分别称量，并及时填写生产记录，产品转入制软材岗位。

工序二：制软材

（1）接通气源，打开气源阀，调整气源处理器到0.4~0.6MPa，检查压力是否达到设备要求值。

（2）接通电源，调整搅拌和切刀的气密封的压缩空气大小（以稍能托起物料又不致吹散为宜），启动气密封。

（3）将蔗糖粉、糊精加入投入容器内，关闭容器盖；开启并调节容器盖上进液口调节阀。

（4）先启动搅拌桨低速1分钟，至糖粉、糊精混合均匀；再开启切刀低速，从加液斗匀速加入适量药膏，机器按设定的时间进行混合制粒。

（5）制粒完成，把收料容器放在出料口下，手动打开出料门，转动搅拌桨，出料。

（6）将制好的软材装入洁净容器内，加盖，转入制粒干燥。

（7）出料完成后立即停机。

工序三：制粒、干燥

（1）确认YK-60型摇摆式颗粒机已清洁在有效期内，设备完好。

（2）筛网安装：将用12目尼龙筛网插入夹筛轴内，旋转夹筛轴，使筛网紧贴两端端盖，紧贴七角滚筒，固定夹筛轴。

(3) 接通电源，按绿色按钮开机，机器开始运行，检查声音有无异常，安装是否紧固，无异常情况后，按红色按钮停机。

(4) 机器进行约1分钟的空负荷运转，待运转正常后再投入软材。

(5) 制粒完毕，按红色按钮开关停机，取下电源插头。

(6) 将制好的颗粒直接送入同操作间的LBL－1型流化床进行烘干。干燥时，首先开启排气设备排气，并控制好温度和压力，物料温度应在55～65℃之间。

工序四：整粒

(1) 使用ZS－400型振荡筛，安装好12目、80目筛网。

(2) 开机，机器开始运行，务必均匀给料。

(3) 收集12目、80目筛网间的干颗粒，最后将筛好的颗粒装入洁净周转桶中，封好盖，称重，悬挂物料标识，标明产品名称、日期、批号、数量、操作人等。不合格颗粒装桶、称量贴签另存。产品与下一生产工序总混进行交接。

工序五：总混

(1) 将电源钥匙向右旋转，电源指示灯亮。

(2) 按下开机按钮，点动运行设备，检查设备工作状态是否正常，无卡阻、无碰撞、无异响。

(3) 仪器正常后，停机使装卸料口朝上，松开装料口抱箍及封堵片，装入合格颗粒，然后依次用抱箍、封堵片将装卸料口关闭锁牢。

(4) 扭动旋钮，设定混合转数和时间。

(5) 再次启动开机按钮，开始混合。

(6) 混合完毕后，停机使装卸料口垂直朝下，按第3步顺序拆开卡箍、封堵片，放出物料，装桶、称重，贴上物料标签，注明品名、规格、重量、生产日器、产品批号、生产人员等。

3. 清场 参照制备蔗糖粉项下清场内容做好清洁清场工作。

4. 结束 参照制备蔗糖粉项下结束内容要求结束。

步骤五：分装

1. 生产前准备

(1) 按批包装指令从车间中间站领取上工序合格待包装产品及包装材料。

(2) 其他准备工作参照制备蔗糖粉工序。

2. 生产操作

(1) 调整颗粒自动包装机到合适状态，确认密封性、装量差异、批号印制情况符合要求。

(2) 加料，保持加料斗存料在加料斗容积的1/3～2/3。

(3) 分装，每袋分装10g，在生产过程中，应每15分钟测一次平均袋重，并及时调节，如实记录。生产中要注意观察包装后的袋是否有网纹不清晰、密封不严密、漏粉，批号印制不清等变化，发现异常要及时调节。

(4) 分装好的小袋置周转容器中，并附物料周转卡。当班包装的小袋，及时送外包待包装品区，并办理交接手续。该批全部分装完成后，由组长与外包管理员合计总量，并办理交接手续。计算收率和物料平衡率，如有偏差按照《偏差管理规定》进行处理。

3. 清场 参照制备蔗糖粉项下清场内容做好清洁清场工作。

4. 结束 参照制备蔗糖粉项下结束内容要求结束。

步骤六：外包装

1. 生产前准备

（1）按人员进入一般生产区更衣程序和净化要求进入操作间。

（2）按批包装指令从车间中间站领取上工序合格待包装产品及包装材料，认真核对半成品、包装材料、说明书、物料品名、规格、数量是否相符。

（3）其他参照本实训饮片准备项下准备。

2. 生产操作

（1）核对外包装材料印字内容，如品名、处方、装量、功效主治、规格、用法用量、注意事项、注册商标、批准文号、包装、生产日期、生产批号、有效期、厂址厂名、贮藏等。

（2）将颗粒剂每20袋、说明书一张按规定折叠放入小盒内，封口签封口。

（3）将大箱打印产品名称、生产批号、生产日期、有效期等，底部封口后，将包装好的小盒按规定量装入大箱，填写装箱单放入箱内。

（4）封箱，打包。

（5）将包装好的产品送成品待检库内，填写成品请检单请检。

（6）待下达合格通知后，由QA监督员填写发放合格证，贴在箱上。凭检验合格报告单或入库证办理入库手续。

3. 清场

（1）剩余的包装材料、标签、说明书认真清点、核实数量后，办理退库。

（2）参照饮片准备项下清场要求清场。

4. 结束 参照饮片准备项下结束要求结束外包工作。

步骤七：质量检查

1. 外观 颗粒剂应干燥、粒径均匀，色泽一致，无吸潮、软化、结块、潮解等现象。

2. 粒度 按照现行版《中国药典》粒度和粒度分布测定法测定，不能通过一号筛与能通过五号筛的总和不得超过15%。

3. 水分 按照现行版《中国药典》水分测定法测定，水分不得超过8.0%。

4. 溶化性 按现行版《中国药典》颗粒溶化性检查，取供试品10g，加热水200ml，搅拌5分钟，立即观察，应全部溶化成轻微浑浊，不得有异物和焦屑等杂质。

5. 装量差异 按现行版《中国药典》装量差异检查法检查，应符合规定。

步骤八：入库

产品经质量部检验及评价合格后，按入库程序办理入库。

实训提示

1. 关键工序质量控制点

（1）药材应按现行版《中国药典》将药材炮制成合格的中药饮片。

（2）饮片、蔗糖、糊精用量应严格按处方要求进行配料。

（3）粉末粒度应符合规定符要求。

（4）颗粒外观质量、内在质量、卫生标准、重量差异限度等均应符合质量标准的要求和现行版《中国药典》颗粒剂项下的相关规定。

（5）包装应符合规定，印字清晰正确，内包装封口应严密，外包封口应垂直、等距打包。

2. 关键工序技术控制点

（1）所有原辅料及包装材料必须经质检部检验合格后方可使用。

（2）非生产批物料应严格管理，避免错投料或混药。

（3）称料、投料及计算结果须经双人复核，并有操作者和复核者双方签名。

（4）使用提取、浓缩设备时，须事先检查进气阀、压力表、安全阀是否完好畅通。

（5）使用电气设备时，应先检查开关、线路是否完好。

（6）带传动的设备，须每天检查一次传动、机械性能，并加足润滑油。

（7）使用粉碎、过筛混合、制粒等机器设备均须先开机试车，待机器运转正常后方可投料。

（8）制软材工艺参数应严格控制，避免软材过硬、过软，无法制粒或制粒成型不好的情况。

（二）主要设备标准操作规程及维护保养

1. LSH 型高效湿法混合制粒机标准操作、保养规程

（1）标准操作规程

1）检查容器盖与筒体间密封是否良好，容器盖开关是否灵活、是否具有连锁功能；各系统间密封是否良好。

2）手动关闭出料口用手扳动搅拌桨，检查搅拌桨与容器底部、容器壁有无刮擦、卡阻现象，耳听有无异常噪声。

3）接通气源，打开气源阀，调整气源处理器到0.4～0.6MPa，检查压力是否达到设备要求值。

4）接通电源，调整搅拌和切刀的气密封压缩空气，接通气密封。

5）将物料加入投入容器内，关闭容器盖；开启并调节进液口调节阀。

6）先启动搅拌桨，再开启切刀，加入适量的黏合剂，机器则按设定的时间进行混合制粒。

7）制粒完成，把收料容器放在出料口下，手动打开出料门，转动搅拌桨，出料。

（2）清洁标准操作规程

1）接通气源、电源，加入适量纯化水或饮用水，关闭容器盖，开启搅拌电机和切刀电机，清洗容器内壁、搅拌桨及切刀。

2）打开出料口门，清洗出料口，排出清洗液，然后用压缩空气吹干容器壁残留的水分。

3）搅拌轴密封的清洗：左旋出搅拌桨上部的压盖，取出垫片，取下搅拌桨叶；旋出紧固螺钉，取出密封组件。用压缩空气吹净密封腔内的颗粒物，用刷子和水清洗密封腔（轴上的水可通过排液管排出），再用压缩空气吹净密封腔内的余水，用洁净棉纱擦拭干净密封件，按上述相反顺序组装。

（3）维护保养

1）减速箱第一次换油应在使用本机2500小时后，更换时，应用专用油清洗油箱去除残留油污，加入经三级过滤的润滑油。

2）以后每次换油的时间：每天连续工作10小时以上者，每隔6个月更换一次，每天间断工作 10 小时以下者，每隔一年更换一次。

3）滚动轴承腔加油的时间：每天连续工作 10 小时以上者，每隔 6 个月添加一次，每天间断工作 10 小时以下者，每隔一年添加一次。添加时，拆掉轴承端盖，用油枪往腔内加注。

4）每周检视外观是否整洁、无污渍，如有，请及时清洁。

5）每周应开启设备，确认设备各项功能均确认正常。

2. LBL－1 型流化床操作、保养规程

（1）标准操作规程

1）打开空压机，将温度探头插入流化筒内。

2）打开电源（将电源钥匙向右旋转），进入开机画面，进入操作或设置等其他画面。

3）点击“制粒”按钮，进入主界面。点击气密封及风机按钮，检查风机供风是否正常及流化筒是否密封完好。

4）待一切正常后，点击设置按钮设置供风温度和出风温度，并预热至温度稳定。

5）温度稳定后，点击加热、风机、气密封，旋转流化筒加入物料，并再次点击气密封和风机；点击设置，设定风机频率；点击加热开始干燥。

（2）维护及保养

1）关闭仪器前需将仪器内残留的压缩空气排尽。

2）实验前需对仪器进行预热，防止因温度过高导致物料变性。

3）实验结束后，将仪器按安装时相反顺序拆卸，根据所用物料不同选择合适的溶液对各部件进行浸泡及清洗、干燥。玻璃流化筒及其他不可拆卸部位用抹布擦干净。

4）应定时清理风机内部及外部，风扇的空气通路，除去表面灰尘。若大量累积灰尘，散热效果差，会造成温度上升，风量减少，振动增加而造成故障。风机的轴承、油封及消声器、叶片等属于消耗品，故有一定寿命，需定期更换。

5）转盘旋转装置的轴承要定期检查，增加或更换润滑油，防止缺油引起传动部件温度上升，造成转轴损坏。

6）空气过滤器滤网、引风机消声器的消声海绵要定期清洗或更换。若大量累积灰尘，通风量降低，影响流化状态的正常工作。消声海绵被粉粒堵塞，会出现不正常的噪声。

7）机箱上的油雾器要经常检查，在用完前必须加油，润滑油为5#、7#机械油，如缺油会造成气缸故障或损坏，分水滤气器积水时应及时排放。

8）流化系统零、组件的清洗，本机流化系统均可方便地拆卸单独清洗（如捕集袋、流化筒、气流分布板和顶、底、切线喷机座等元组件），清洗后烘干还原或存放备用。

9）设备闲置未使用时，应每隔十天启动一次，运行时间不少于 0.5 小时，防止气阀因时间过长润滑油干枯，造成气阀或气缸损坏。同时防止电控装置的元器件受潮损坏。

【实训结果与结论】

项目	玄麦甘桔颗粒
外观、性状	
粒度	
干燥失重	
水分（%）	

续表

项目	玄麦甘桔颗粒
装量差异	
装量	
溶化性	
微生物限度	
结论	

【考核方式】

班级： 姓名： 学号：

考核内容	实训考核点	分值	实得分
实训前准备（分值5%）	着装及个人卫生符合规定	2	
	开启设备之前能够检查设备，确认实训仪器和设备性能良好	3	
制备操作（分值40%）	能够按照操作规程正确操作	20	
	能够正确表述颗粒剂制备过程	5	
	能够根据药材性质正确说出药材的处理方式	5	
	能够说出制备过程中的质量控制要点	5	
	能够注意到制粒设备使用过程中的各项安全注意事项及维护保养措施	5	
实训结果评价（分值30%）	外观、粒度、干燥失重、水分、装量差异、装量、溶化性、微生物限度符合要求	20	
	成品总量在规定范围内、会计算物料平衡	10	
实训记录（分值10%）	实训记录填写准确完整	10	
实训结束清场（分值10%）	实训场地、仪器和设备清洁	5	
	实训清场记录填写准确完整	5	
其他（分值5%）	正确回答考核人员提出的问题	5	
合计		100	

考核教师： 考核时间： 年 月 日

扫码“练一练”

（张桃源）

扫码“学一学”

实训三 心舒胶囊生产与设备养护综合实训

【实训目的】

1. 掌握制备硬胶囊剂的工艺流程及岗位操作要点；中药提取、粉碎、过筛、混合、制粒、填充、清场等方面的操作技能。

2. 能按操作规程进行 TN－30 型提取浓缩机组、SF－130C 万能磨粉机、电磁簸动筛粉机、CH－100 型槽形混合机、YK－60 型摇摆式颗粒机、ZS－400 型振荡筛、NJP－800C 全自动硬胶囊充填机、PC－7000 胶囊磨光机、JYB 真空吸塑包装机等的操作、清洁及保养，各种生产文件的记录与汇总。

3. 能进行中药胶囊剂的质量检查，对制备过程中出现不合格胶囊剂进行判断，并能找出原因同时提出解决方法。

4. 能按清场规程进行清场工作。

【实训原理】

硬胶囊（通称为胶囊）系指采用适宜的制剂技术，将原料药物或加适宜辅料制成的均匀粉末、颗粒、小片、小丸、半固体或液体等，充填于空心胶囊中的胶囊剂。

心舒胶囊属硬胶囊剂，部分饮片提取浓缩后，与其余饮片细粉和淀粉，制成均匀的细小颗粒，采用机器填充法制备。药物为藤合欢加水煎煮 2 次，每次 2 小时，滤过，滤液合并，浓缩至相对密度为 1.30～1.35（60℃测）的稠膏。剩余藤合欢与饮片丹参、三七、木香粉碎成粗粉，与上述稠膏混匀、干燥（60～75℃）、粉碎成细粉。再将冰片研细，加入上述细粉中，过筛，混匀。最后加入苏合香，混匀，加入淀粉适量，用乙醇制粒，50℃干燥 1 小时，装入胶囊，即得。

硬胶囊剂的生产工艺流程为：原辅料的准备→颗粒的制备→空胶囊的选择→药物的填充→质量检查→包装。

【实训器材】

1. 实训场地 实验室、实训车间。

2. 实训仪器与设备 TN－30 型提取浓缩机组、SF－130C 万能磨粉机、电磁簸动筛粉机、CH－100 型槽形混合机、YK－60 型摇摆式颗粒机、ZS－400 型振荡筛、NJP－800C 全自动胶囊充填机、PC－7000 胶囊磨光机、JYB 真空吸塑包装机。

3. 实训材料 丹参、三七、冰片（细粉）、藤合欢、木香、苏合香。

【实训方法和操作步骤】

（一）心舒胶囊生产综合实训

处方：丹参 0.63kg　三七 0.50kg　冰片 0.50kg　藤合欢 2.50kg　木香 0.50kg　苏合香 0.13kg　共制 10000 粒。

扫码“看一看”

步骤一：原辅料准备

工序一：饮片准备

1. 生产前准备

（1）按人员进入一般生产区更衣程序和净化要求进入操作间。

（2）按批生产指令从仓库领取丹参、三七、冰片（细粉）、藤合欢、木香、苏合香等药材及淀粉等物料，按物料进入一般生产区程序和净化要求，将物料传运进入生产区，存放于物料存放间。

（3）检查工作现场、工具、容器清场合格标识，核对有效期。

（4）检查设备是否具有“完好”标识及“已清洁”标识，设备是否运行正常。

（5）校准称量器具，检查所需物料检验报告单、合格证是否齐全，核对原辅料、药材名称、数量与配制指令单是否一致。

（6）生产操作开始前，操作人员按照生产指令、产品生产工艺规程认真核对投料计算情况，准备好生产所需的相关技术文件和生产记录。

（7）挂本次运行标识。

2. 生产操作

（1）将丹参、三七、木香、藤合欢等除去非药用部分、杂质等。

（2）将净制好的药材饮片按处方用量称重，之后装入洁净容器内，容器外贴上物料状态标识和待检牌，标识上注明品名、规格、批号、数量、日期和操作者姓名。填写请验单请检，合格后摘待检牌挂合格牌。

3. 清场

（1）生产结束后，取下工作状态标识，挂“待清洁”标识。

（2）将生产所剩的尾料收集办理退库。

（3）按一般生产区清场程序和设备清洁规程清理工作现场、设备、工具、容器、管道等。

（4）清场结束后，填写清场记录，经 QA 监督员检查合格后，签发“清场合格证”，并贴挂“已清洁”标识。

4. 结束

（1）整理、汇总批生产记录等相关记录。

（2）关闭水、电、汽、阀门开关，关好门窗，按进入程序的相反程序退出，离开作业现场。

工序二：中药煎煮、浓缩

1. 生产前准备 参照饮片准备项下准备。

2. 生产操作

（1）取藤合欢 1.25kg 加水煎煮 2 次，每次 2 小时，合并煎液，滤过，滤液浓缩至相对密度 1.30～1.35（60℃）的稠膏。

（2）将浓缩好的稠膏装入洁净容器内，容器外贴上物料状态标识和待检牌，标识上注明品名、规格、批号、数量、日期和操作者姓名。填写请验单请检，合格后摘待检牌挂合格牌。

3. 清场

（1）生产结束后，取下工作状态标识，挂“待清洁”标识。

（2）将生产所剩的尾料收集办理退库。

（3）参照饮片准备项下清场要求清场。

4. 结束 参照饮片准备项下要求结束煎煮、浓缩工作。

工序三：饮片粉碎、过筛、混合

1. 生产前准备

（1）操作人员进入 D 级洁净生产区，按更衣程序和净化要求进入操作间。

（2）按批生产指令从中间站领取丹参、三七和木香等物料，按物料进入 D 级洁净生产区程序和净化要求，将物料传运进入生产区，存放于物料存放间。

（3）检查工作现场、工具、容器清场合格标识，核对有效期。

（4）检查设备是否具有“完好”标识及“已清洁”标识，设备是否运行正常，检视机器是否上足润滑油，运转正常，粉碎机进料口是否安装有电磁铁，电机及皮带轮等转动部位的防护罩是否完好、安全。

（5）校准称量器具，检查所需物料检验报告单、合格证是否齐全，核对原辅料、药材、中间产品名称、数量与生产指令是否一致。

（6）生产操作开始前，操作人员按照生产指令、产品生产工艺规程认真核对投料计算情况，准备好生产所需的相关技术文件和生产记录。

（7）挂本次运行标识。

2. 生产操作

（1）粉碎、过筛　参见“六味地黄丸（浓缩丸）生产与设备养护综合实训”粉碎、过筛项下执行，粉碎丹参、木香、三七、藤合欢时安装 60 目筛网，粉碎苏合香、冰片时安装 80 目筛网。

（2）混合、干燥

1）启动混合设备空转运行，声音正常后停机。

2）加料，取丹参、三七、木香和藤合欢粉碎后的粗粉，与上述稠膏一起加入 CH－100 型槽形混合机内，盖好。

3）开启混合机械按产品生产工艺规程要求进行混合，保证足够混合时间。

4）混合均匀度检查：取混合后的药粉适量，置光滑白纸上平铺 $5cm^2$，将其表面压平，在光亮处观察，若色泽均匀，无花纹、色斑为合格。必要时可以药粉不同部位取样测定其代表成分的含量，与规定含量比较，应符合规定且均一。

5）将混合均匀的物料于 60～75℃ 干燥。干燥完成后参照上步“粉碎、过筛”将物料粉碎为细粉，再将冰片，苏合香的细粉加入，参照本“混合”工序，混合均匀即可。

6）混合完成后，立即停机。

7）将生产所剩的尾料收集，标明状态，交中间站，并填写记录。

8）将混匀的药粉装入洁净容器内，容器外贴上物料状态标识和待检牌，标识上注明品名、规格、批号、数量、日期和操作者姓名。填写请验单请检，合格后摘待检牌挂合格牌，移交制颗粒、干燥工序。

3. 清场

（1）生产结束后，取下工作状态标识，挂“待清洁”标识。

（2）各工序剩余物料、中间产品按规定进中间站。

（3）未用完的原辅料、包装材料办理退库。

（4）清理作业场地，清除生产废弃物。

（5）按 D 级洁净生产区清场、消毒程序和要求清理工作现场、设备、工具、容器、管道等。

（6）清场结束后，填写清场记录，经 QA 监督员检查合格后，签发“清场合格证”，并贴挂“已清洁”标识。

4. 结束

（1）整理、汇总批生产记录等相关记录。

（2）关闭水、电、汽、阀门开关，按进入程序的相反程序退出，离开作业现场。

步骤二：颗粒的制备

1. 生产前准备

（1）按人员进入 D 级洁净生产区更衣程序和净化要求进入操作间。

（2）按批生产指令从车间中间站领取上工序合格稠膏、药粉等中间产品，存放于物料存放间。

（3）其他参照粉碎、过筛、混合工序准备。

2. 生产操作

工序一：制颗粒、干燥

将上述制备好的细粉，加适量淀粉，用75%乙醇制备成“手握成团，轻按即散”的软材，再通过1号筛（12～14目）制粒，50℃干燥1小时。具体步骤参见“玄麦甘桔颗粒生产与设备养护综合实训”中“制粒、干燥”工序执行。

工序二：整粒、总混

将上述干燥后的颗粒通过1号筛（12～14目）整粒，将大颗粒磨碎，再通过四号筛（60目）除去细小颗粒或细粉。具体步骤参见“玄麦甘桔颗粒生产与设备养护综合实训”中“整粒、总混”工序执行。

3. 清场 参照粉碎、过筛、混合工序做好清场工作。

4. 结束 参照粉碎、过筛、混合工序结束工作。

步骤三：药物的填充

1. 生产前准备 参照粉碎、过筛、混合工序做好制备工作。

2. 生产操作

工序一：胶囊填充

（1）点动运行

1）接通电源，开真空泵、冷却水、吸尘机。按“手动上料”键上料。

2）将“点动/运行”键切换至“点动”方式。按启动键，机器开始运转，松按键，机器停转。

（2）连动运行

1）将胶囊料斗和药粉料斗加入足够的胶囊和药粉。

将所用号数的空胶囊盛入容器内，检查药粉搅拌器是否固定，将药物颗粒盛入粉斗内，使搅拌器按钮处于自动位置。

2）接通电源，开真空泵、冷却水、吸尘机。将“加料选择”键切换至自动状态。将“点动/运行”键切换至运行状态。按主电机启动键，机器开始自动运行。

3）根据装量差异，及时调整料位传感器及充填杆进入计量盘的深度。根据需要调节键盘上频率调整按键，以满足产量要求。

4）真空泵上的仪表必须在0.02～0.04MPa范围内。装入胶囊内的药粉柱，应严格预定直径、长度和重量。

5）填充完毕，按下停机按钮，使机器停转。关闭电源开关。

6）将合格的胶囊装入洁净的容器内，加盖。容器外贴上物料状态标识和待检牌，标识上注明品名、规格、批号、数量、日期和操作者姓名。填写请验单请检，合格后摘待检牌挂合格牌。

工序二：抛光

（1）插上电源，然后开机进行空转。选择旋转控制板上的调速电位计钮，电机转速即逐渐升高至合适的转速为止。

（2）启动吸尘器开关，吸尘器转动，开始工作。适当调整机身角度，可改变胶囊，在筒内的抛光时间，因而也改变了生产率，提高磨光质量。

（3）将胶囊从进料斗逐渐注入，经过抛光的胶囊，从出料口排出机外。将合格品装入洁净容器，加盖。容器外贴上标识签和待检牌，标识签上注明物料名称、批号、数量、日期和操作者姓名。填写请验单请检，合格后摘待检牌挂合格牌。并移交包装工序。

（4）工作完毕后，将开、关拨向“关”的位置，拔掉电源插头关机。

3. 清场 参照粉碎、过筛、混合工序做好清场工作。

4. 结束 参照粉碎、过筛、混合工序结束工作。

步骤四：内包装

1. 生产前准备

（1）全面检查机器各部件，电源、气、水等是否正常。领取与生产中间产品相对应的 PVC 及铝箔。

（2）换上与生产中间品相应批号的钢字粒，并在字模下面贴一块双层胶布。以免压穿 PVC 及铝箔。

扫码“看一看”

2. 生产操作

（1）打开机器总电源开关键，按下控制盒中的“加热”“批号”键，分别给 PVC 加热辊筒（调节至 155～160℃）、铝箔加热辊筒（调节至 185～190℃）及批号钢字加热（120～130℃）。

（2）打开冷却水开关，保持成型辊筒温度不超过 40℃，开启抽风机。按规定方向装上 PVC 及铝箔，并使铝箔药品名称与批号方向相同，将 PVC 绕过加热辊筒贴在成型辊上，最后与铝箔在铝箔加热辊筒处汇合。

（3）待达到预设温度时，按下启动开关，主机顺时针转动，PVC 依次绕过 PVC 加热辊筒、加料斗、铝箔加热辊筒、张紧轮、批号装置、冲切模具。

（4）依次按下“压合、冲切、真空、批号”键及启动开关，机器开始转动，检查冲切的铝塑成品是否符合要求，批号钢字体与铝箔上字体方向应一致，如相反需调换铝箔或批号钢字的方向。

（5）检查铝塑成品网纹、批号是否清晰。铝塑压合是否平整。冲切是否完整，批号是否穿孔等外观检查。

（6）检查符合要求后，机器正常运转，放下加料斗，加入合格中间产品。

（7）打开放料阀，调节好加料速度与机器转速应一致，按下“刷轮”开关，调节正常转速，以不影响中间产品质量为宜。

（8）机器正常运转，开始生产操作。生产过程中要经常检查铝塑成品外观质量、机器运转情况，如有异常立即停机检查，正常后方可生产。

（9）生产结束后，按总停开关即可，锁住电源开关。将总电源开关设置在“0”处，关闭冷却水及压缩气，填写《设备运行记录》。

3. 清场 参照粉碎、过筛、混合工序做好清场工作。

4. 结束 参照粉碎、过筛、混合工序结束工作。

步骤五：外包装

参照“六味地黄丸（浓缩丸）生产与设备养护综合实训”外包装工序执行。

步骤六：质量检查

1. 外观 心舒胶囊外观应整洁，不得有黏结、变形、渗漏或囊壳破裂现象，并应无异臭。

2. 水分 除另有规定外，心舒胶囊（硬胶囊）含水量不得超过9.0%。

3. 装量差异 按现行版《中国药典》最低装量检查法检查，应符合规定。

4. 崩解时限 按现行版《中国药典》崩解时限检查法，心舒胶囊（硬胶囊）应在30分钟内全部崩解。

5. 鉴别和含量测定 根据心舒胶囊中各药物及其指标成分，采用色谱法或光谱法进行定性鉴别和含量测定，含量应在规定范围内。

6. 微生物限度 按微生物限度检查法检查，应符合规定。

实训提示

1. 关键工序质量控制点

（1）前处理原辅料应在规定的操作间除尘及去外包，按《中国药典》或中药炮制规范将饮片准备合格。

（2）配料投料用原辅料的品名、规格、数量应符合规定。

（3）粉碎、过筛药料要尽量粉碎利用，粉末细度应符合规定要求，确实无法再粉碎的药料头子，应煎水并适当浓缩后在药料混合时加入。

（4）硬胶囊外观质量、内在质量、卫生标准、重量差异限度等均应符合《中国药典》胶囊剂项下的相关规定。

（5）包装应符合规定，包装封口应严密，外包封口应垂直、等距打包。

2. 关键工序技术控制点

（1）所有原辅料及包装材料必须经质检部检验合格后方可领用。

（2）非本批物料不得进入操作室，避免错投料或混药。

（3）称料、投料及计算结果须经复核，并有操作者和复核者双方签名。

（4）使用蒸汽设备时，须事先检查进气阀、压力表、安全阀是否完好畅通。

（5）使用电气设备时，应先检查开关、线路是否完好。

（6）带传动的设备，须每天检查一次传动、机械性能，并加足润滑油。

（7）使用粉碎、过筛混合、制丸等机器设备均须先开机试车，待机器运转正常后方可投料。

（二）主要设备标准操作规程及维护保养

1. NJP－800C全自动胶囊充填机的使用操作保养规程

（1）标准操作规程

1）操作人员必须经培训合格后，方可上岗。操作过程中应严格遵守本规程，并能根据不同情况做出相应妥善的处理。

2）操作前，硬胶囊充填机应清洁完好，有设备“已清洁”“完好”的状态标识，且在清洁有效期内方可进行生产。

3）装模具的步骤：

①胶囊上下模：由于有两个定位销，装入所需的上、下模，螺钉拧紧前，插上校正棒，调至其上下自如时，拧紧螺钉即可。

②送进机构需要更换垂直叉、水平叉、矫正座块，送囊板；垂直叉、水平叉、矫正座块的四个位置中心要对称，且必须与上、下模孔的中心对准，用校验棒对中；水平叉、垂直叉的运动要协调一致，其行程及起点位置可由拉杆调节，松开螺母，调节拉杆长度获得。

③充填杆及料盘：装入充填杆，拧紧压板即可；装上相应料盘，用校棒校准后拧紧螺钉，即完成。

注意：装好后，要先用手动试机1～3转。

4）调节装量盘时，用手轮按机器运动方向转动调节。装入充填杆到装量盘的适量深度。

5）用手轮按机器运动方向转动1～3转，然后在一切正常的情况下，将胶囊及药粉颗粒分别装入胶囊斗和粉斗内，药粉颗粒填入粉斗的高度要低于容器最高位置60mm，装入计量盘中物料应在物料感应器以内。

6）检查各信号灯正常，关好有机玻璃门。主机点动钮，停止钮，先停机，再调节充填杆高度，调整好，方可启动“主机启动”钮将手动触摸键转为自动运行键。

7）观察一切正常后，方可启动自动运行。速度调节在主电机运转时进行。

8）操作完毕，按主机停止钮，切断电源。

（2）维护及保养

1）保持设备内外部清洁，比如轴承、齿轮、槽凸轮、轴衬等中不能进入粉尘和杂物，尤其凸轮是槽线内的滚动轴承，端面曲线的螺柱滚动轴承，中心盘内的直线轴承，必须清洁干净，定期清洗，定期涂上润滑油脂。

2）所有轴承、导柱和活块，一定周期后应注入润滑脂，凸轮、槽轮、滚子、齿轮、链条、链轮也要经常滴油或注入润滑脂。

3）严防油脂类物质渗入失电制动器，确保断电制动的可靠性；链条张力要适中，定期检查，根据需要重新适度张紧。

4）本机主要采用VVVF变频器变频调速，应在运行中按下控制面板上的设定开关，实现电气无级调速；定期检查轴流入通风是否良好；确保变频器散热良好。变频器工作过程中发生异常情况，导致主机停机，应根据变频器上的显示代号，查找出现异常的原因，排除故障，切断变频器电源，触发显示熄灭后，再次接通电源，方可重新开机。

5）润滑用油表：见表5－1。

表5－1 润滑用油

名称	牌号	润滑部位
机械油	N4B GB443－84	链条、滚动轴承、导向件
2号锂基润滑脂	ZLS SY1412－75	凸轮、滚动轴承、链条
0号锂基润滑脂	ZLD SY1412－75	分度箱、减速器

2. JYB真空吸塑包装机的维护、保养规程

（1）日常保养

1）开机后检查气源、水源是否正常。

①将滤气器杯中的积水清除。

②油雾器中应保持有2/3油杯位置的油，不可超过其顶端。

③空气压力应在0.3～0.6MPa。

2）各传动链松紧度适宜，工作前加注润滑脂。各齿轮必须啮合完整。真空泵里的油应达到油杯位置。

3）行程开关应确保正常功能。减速器应传动正常，并保持足够的润滑油。

4）接通电源，各温度指示表应有正常升温指示。

5）开机空转，各运转部件应无异常声响，转动顺畅。

6）工作完毕对压网纹辊涂上机油，以防生锈并对各导柱与轴承用油脂润滑一次。

（2）定期保养

1）每三个月对减速器装置进行检修一次。

2）每半年对真空泵进行拆机清洗一次。

3）每年对成型筒、传动辊清理一次。

【实训结果与结论】

项目	心舒胶囊
外观	
含水量（%）	
装量差异	
崩解时限	
微生物限度	
结论	

【考核方式】

班级：　　　　　　　　　姓名：　　　　　　　　　学号：

考核内容	实训考核点	分值	实得分
实训前准备（分值5%）	着装及个人卫生符合规定	2	
	开启设备之前能够检查设备，确认实训仪器和设备性能良好	3	
制备操作（分值40%）	能够按照操作规程正确操作	20	
	能够正确表述湿法制粒的工艺流程	5	
	能够根据药材性质正确说出药材的处理方式	5	
	能够说出制备过程中的质量控制要点	5	
	能够注意到全自动胶囊充填机设备使用过程中的各项安全注意事项及维护保养措施	5	
实训结果评价（分值30%）	外观、含水量、装量差异、崩解时限符合要求	20	
	成品总量在规定范围内，会计算物料平衡	10	
实训记录（分值10%）	实训记录填写准确完整	10	
实训结束清场（分值10%）	实训场地、仪器和设备清洁	5	
	实训清场记录填写准确完整	5	
其他（分值5%）	正确回答考核人员提出的问题	5	
合计		100	

考核教师：　　　　　　　　　考核时间：　年　月　日

扫码“练一练”

（李全枝）

实训四 元胡止痛软胶囊生产与设备养护综合实训

扫码“学一学”

【实训目的】

1. 掌握压制法制备软胶囊的工艺流程及岗位操作要点；化胶、内容物配制、压制成型、干燥、清洗、包装、清场等方面的操作技能。

2. 能按操作规程完成 HJG－700A 水浴式化胶罐、RGY6X15F 软胶囊机、XWJ－II 型超声波软胶囊清洗机等的操作、清洁及保养，各种生产文件的记录与汇总。

3. 能掌握中药软胶囊的质量检查方法，对制备过程中出现不合格软胶囊进行判断，并能找出原因同时提出解决方法。

4. 能按清场规程进行清场工作。

【实训原理】

软胶囊（又称胶丸）系指将一定量的液体原料药物直接包封，或将固体原料药物溶解或分散在适宜的辅料中制备成溶液、混悬液、乳状液或半固体，密封于软质囊材中的胶囊剂。囊材由明胶、甘油、水或和其他适宜的药用材料制成。

元胡止痛软胶囊采用机械压制法制备。药物为白芷、醋延胡索，以上二味的粗粉用乙醇加热回流提取，提取液回收乙醇并减压浓缩制得稠膏，与适量含蜂蜡的大豆油及聚山梨酯 80、山梨酸钾混匀后压制成软胶囊。

压制法的生产工艺流程为原辅料准备→化胶/配料→压制成型→干燥与清洗→质量检查→包装。

【实训器材】

扫码“看一看”

1. 实训场地 实验室、实训车间。

2. 实训仪器与设备 TN－30 型提取浓缩机组、SF－130C 万能磨粉机、HJG－700A 水浴式化胶罐、RGY6X15F 软胶囊机、XWJ－II 型超声波软胶囊清洗机。

3. 实训材料 醋延胡索、白芷。

【实训方法和操作步骤】

（一）元胡止痛软胶囊生产综合实训

处方：醋延胡索 1.333kg 白芷 0.667kg 共制 1000 粒

步骤一：原辅料准备

工序一：饮片准备

延胡索除去杂质，洗净，干燥，切厚片。醋延胡索：取净延胡索，加 20% 的米醋拌匀，闷透，置炒制容器内，炒干，取出，放凉。

白芷除去杂质，大小分开，略浸，润透、切厚片，干燥。

饮片准备工序生产前准备、生产操作、清场、结束过程参照“六味地黄丸（浓缩丸）生产与设备养护综合实训”饮片准备项下。

工序二：粉碎

醋延胡索、白芷粉碎工序生产前准备、生产操作、清场、结束过程以及设备标准操作规程及维护保养参照“六味地黄丸（浓缩丸）生产与设备养护综合实训”（需按要求更换适合的筛网）。

检查药粉细度，精密称取过筛后的药粉 100g，置 24 目标准筛，将通过筛网的药粉取出，再精密称重，计算通过筛网的粉末重量占测定用粉末的重量（g）百分比。能全部通过 2 号（24 目）筛，并含通过 4 号（65 目）筛不超过 40% 的粉末为合格。

工序三：中药提取浓缩

取醋延胡索 1.333kg，白芷 0.667kg，用 80% 乙醇浸泡 12 小时，加热回流提取两次，每次 2 小时，滤过，合并滤液，滤液回收乙醇并减压浓缩至相对密度 1.30 ~ 1.32（80℃）的稠膏。提取浓缩工序采用的设备是 TN－30 型提取浓缩机组，具体标准操作规程和保养规程与生产前准备、生产操作、清场、结束过程参照实训一：六味地黄丸（浓缩丸）生产与设备养护综合实训。

步骤二：化胶、配料、软胶囊压制

1. 生产前准备

（1）按人员进入 D 级洁净生产区更衣程序和净化要求进入操作间。

（2）按批生产指令从仓库领取明胶等物料，按物料进入 D 级洁净生产区程序和净化要求，将物料传运进入生产区，存放于物料存放间。

（3）检查工作现场、工具、容器清场合格标识，核对有效期。

（4）检查设备是否具有“完好”标识及“已清洁”标识，设备是否运行正常，检视机器是否上足润滑油，运转正常。

（5）检查化胶罐及其附属设备（煮水锅、真空泵、冷热水循环泵、搅拌机、仪器、仪表工具）是否处于正常状态；化胶罐盖密封情况，开关灵敏正常；紧固件无松动，零部件齐全完好，润滑点已加油润滑，且无泄漏。

（6）检查煮水锅内水量是否足够（水位线应在视镜 4/5 处），如水量不足，应开启补水阀，补足水量。从安全角度考虑，水位不能超过视镜 4/5 处，以防通入蒸汽后造成锅内压力过大发生爆炸。

（7）挂本次运行标识。

2. 生产操作

工序一：化胶

（1）开启循环水泵，然后开启蒸汽阀门，蒸汽与循环水直接接触并加热循环水。当循环水温度达到 95℃时应适当减少蒸汽阀门的开启度（以排汽口没有大量蒸汽溢出为准）。

（2）根据胶液配方及配制量，用流量计测量定量纯化水放入化胶罐内。

（3）开启热水循环泵，将煮水锅内热水循环至化胶罐夹层，加热罐内纯化水。

（4）待化胶罐内纯化水温度达 50 ~ 60℃时，关闭罐上的排气阀和上盖，开启搅拌机和真空泵，将称量好的明胶和甘油等原辅料用吸料管吸入化胶罐内，吸料完毕，关闭真空泵。

（5）待罐内明胶完全吸水膨胀，搅拌均匀。

（6）待罐内胶液达到 65 ~ 70℃时，开启缓冲罐的冷却水阀门，然后开启真空泵，对罐内胶液进行脱泡。

（7）通过视镜观察罐内胶液的情况，脱泡至最少量为止。关闭真空泵，打开排气阀。

（8）如胶液需加入色素，此时将称量好的色素加入化胶罐内，继续搅拌 15 分钟至均匀后，关闭搅拌。

（9）测定黏度和气泡量均符合要求后，用60目双层尼龙滤袋，滤过胶液到保温贮胶罐中，50～55℃保温备用。

工序二：配料

（1）配料罐的检查与清洁消毒

1）打开配料罐的电柜控制开关，试运行，确认其搅拌系统、真空系统、加热系统、剪切系统运转正常。

2）打开配料罐投料口，用75%的乙醇进行喷洒消毒，特别是搅拌器、出料口、剪切处要做好消毒工作。消毒完成后用纯化水进行清洗备用。

（2）化蜡罐的检查与清洁消毒

1）打开化蜡罐的电柜控制开关，试运行，确认其搅拌系统、加热系统运转正常。

2）打开化蜡罐投料口，用75%的乙醇进行喷洒消毒，特别是搅拌器、出料口要做好消毒工作。消毒完成后用纯化水进行清洗备用。

（3）胶体磨的检查与清洁消毒

1）打开胶体磨将藏匿在磨盘死角处的污垢去除，并用75%的乙醇消毒然后用纯化水清洗，上好磨盘。

2）打开胶体磨的电柜控制开关，接通水冷却管，试运行，确认胶体磨运转正常。

3）用适量75%的乙醇对胶体磨进行整体消毒后，再用纯化水对胶体磨清洗两遍，备用。

（4）配制操作

1）乳化剂的熔化：打开电源总开关，开启加热开关，按照工艺顺序加入物料，设定工艺所需温度。开启搅拌，使乳化剂熔化完全，并符合工艺要求。

2）药液配制：待上述乳化液升或降至工艺规定温度，将其加入配料罐中保持恒温并将称好的原辅料加入配制罐中，开启上下搅拌和剪切电机，搅拌至工艺规定时间。

3）待搅拌时间达到工艺要求，药液均匀后关闭剪切电机，准备出料。

（5）过胶体磨/过筛

1）根据工艺要求对要过胶体磨的药液进行过胶体磨，设定胶体磨转速2825r/min，对不能过胶体磨的药液要过80目筛网。

2）用洁净的乳胶管一端连接在配料罐出料口上，另一端接在胶体磨料斗或80目筛网上。关闭投料口并拧紧投料口阀门，打开压缩空气阀向配料罐中加入洁净压缩空气。观察压力表，保证罐内压力在0.09MPa以下。打开出料口阀门出料。

3）接通胶体磨电源，打开运行开关，让药液通过胶体磨，或者用手工过筛的方法将料液过筛。

4）将上述过完胶体磨或过完筛网的药液盛放于已清洁消毒的不锈钢桶中，转入中间站的储液罐中并悬挂上物料标识注明中间体名称、批号、规格、数量、操作人及操作日期。

5）填写请验单，通知质量管理部取样检测。

6）操作过程中及时填写生产记录、岗位操作记录和相关辅助记录。

工序三：压制软胶囊

（1）加料

1）用加料勺将药液倒入盛料斗，注意不要加得过满，盖上盖子。

2）打开胶罐的放料口适当放出胶液，以保证胶液流出顺畅。

3）将胶罐的放料口用胶管与主机箱连接，胶管外包裹胶套用以保温，胶盒温度设置为50～60℃。

4）胶罐进气口连接压缩空气接口，压缩空气压力可根据胶液的黏稠度作适当调整。

（2）压制软胶囊

1）按《RGY6X15F软胶囊机操作规程》进行软胶囊机调试操作。

2）根据工艺规程规定对喷体进行加热。

3）调整转模压力，以刚好压出丸为宜，压力过大会损坏模具。

4）根据工艺规程规定的内容物重进行装量调节。取样检测压出胶丸的夹缝质量、外观、内容物重，及时作出调整，直至符合工艺规程为止。

5）正常开机，每小时每排胶丸取样，检查夹缝质量、外观、内容物重，每班检测胶皮厚度，并在批生产记录上记录，如有偏离控制范围的情况，应及时调整药液泵和胶皮涂布器。

6）若在压制过程中，出现故障或意外停机后再开，须重复4）的操作。

7）开启转笼开关，边压制软胶囊边进行转笼定型干燥。

8）生产过程中，定时将产生的胶网用胶袋盛装，放于指定地点，等待进一步处理。

工序四：软胶囊干燥

（1）将压制完毕的胶丸放入干燥转笼进行干燥

1）按《RGY6X15F软胶囊机配套干燥转笼操作规程》启动转笼，从转笼放丸口倒入胶丸，装丸最大量为转笼的3/4。

2）设备外挂上“运行中”标识，填写名称、规格、批号、日期，操作者签名。每班检查两次室温、室内相对湿度，并记录。

3）干燥7～16小时，准备好胶盘放在胶丸出口处，将干燥转笼旋转方向调至右转，放出胶丸。

（2）将转笼放出的胶丸放上干燥车进行干燥

1）将胶丸分置于干燥车上的筛网上（每个筛不宜放入过多，以2～3层胶丸为宜），并摊平。干燥车外挂已填写各项内容的“运行中”标识。

2）将盛有胶丸的干燥车推入干燥间静置干燥。

3）干燥时每隔三小时翻丸一次，使干燥均匀和防止粘连，尤其注意翻动筛盘边角位置的胶丸。

4）干燥期间每两小时记录一次干燥条件。

5）达到工艺规程所要求的干燥时间（8～16小时）后，每车按上、中、下层随机抽取若干胶丸检查，胶丸坚硬不变形，即可送入洗丸间，或用胶桶装好密封并送至洗前暂存间。

工序五：软胶囊清洗

（1）调节频率，打开电源总开关。

（2）打开浸洗缸、喷淋缸的缸盖，倒入一定量（各约40L）乙醇，盖上缸盖，打开冷水阀（用于冷却洗丸时产生的热量）。

（3）调节各开关阀至工作状态，倒入胶丸于料斗中至略满，盖上斗盖。

（4）调节出丸口大小，以传送带上出丸顺畅有不漏丸为宜。

（5）按顺序开动按钮，进行洗丸。（注：超声波按钮必须待乙醇充满机内胶管后才可开启）

（6）经浸洗、喷淋后出丸，以清洗的胶丸表面无油腻感，即可放置干燥车并摊平。

（7）洗完胶丸后，关闭各按钮和电源总开关。

3. 清场

（1）生产结束后，取下工作状态标识，挂清场标识。

（2）各工序剩余物料、中间产品按规定进中间站。

（3）未用完的原辅料、包装材料办理退库。

（4）清理作业场地，清除生产废弃物。

（5）按 D 级洁净生产区清场、消毒程序和要求清理工作现场、设备、工具、容器、管道等。

（6）清场完毕，填写清场记录。经 QA 监督员检查合格，挂清场合格标识。

4. 结束

（1）整理、汇总批生产记录等相关记录。

（2）关闭水、电、汽、阀门开关，按进入程序的相反程序退出，离开作业现场。

步骤三：包装

参考“六味地黄丸（浓缩丸）生产与设备养护综合实训”包装项下。

步骤四：质量检查

1. 外观 软胶囊应整洁，不得有黏结、变形、渗漏或囊壳破裂等现象，并应无异臭。

2. 装量差异 按现行版《中国药典》胶囊装量差异检查法检查，应符合规定。

3. 崩解时限 按现行版《中国药典》崩解时限检查法检查，应符合规定。

4. 微生物限度 按现行版《中国药典》微生物检查，应符合规定。

实训提示

1. 关键工序质量控制点

（1）药液的含量应符合现行版《中国药典》要求或企业内控标准。

（2）固体粒子过大或液滴大小不均易造成软胶囊含量不均，大粒子也容易造成软胶囊机柱塞泵磨损。因此固体物料粉碎后应用合适规格的筛网控制粒度，研磨或乳匀后也应该过合适规格的筛网。

（3）配液房间温度应低于 25℃，相对湿度应低于 65%。

（4）配制时根据物料性质选用胶体磨或乳化罐，如物料中有固体则要用胶体磨粉碎设备磨碎并过筛，如物料中有水油两相则需用乳化罐乳化。

（5）软胶囊内容物配制好后，应当天使用，尽量减少污染。

（6）压制时注意外观（软胶囊是否对称）及夹缝质量（是否粗大、有无漏液），内容物重及胶皮厚度。

2. 关键工序技术控制点

（1）化胶的温度和时间 温度越高、时间越长，胶液的黏度破坏越严重，应根据每批明胶的质量不同，控制化胶温度及时间。

（2）加入色素 如加入 Fe_2O_3、Fe_3O_4等色素，应增加甘油的投料量，以保持制成软胶囊后胶皮的柔软性。

（3）压制软胶囊操作室洁净度按 D 级要求。室内相对室外呈正压，温度 20～24℃、相对湿度 40% 以下。

（4）经常检查明胶液保温罐夹层水位是否保持正常高度。

（5）转笼和干燥车干燥条件　温度 20 ~ 25℃，相对湿度 < 20%；隧道干燥条件：温度 18 ~ 26℃，相对湿度 25% ~ 40%。

（6）洗丸间有乙醇存放时，不可维修任何设备，进行洗丸时应避免金属物件的直接碰撞，以防产生火花引燃乙醇。

（二）主要设备标准操作规程及维护保养

1. HJG – 700A 水浴式化胶罐

（1）操作规程

1）开机前检查和准备：使用前应注意检查各气阀有无泄漏，放胶阀是否灵敏可靠，各仪表是否正常，搅拌系统是否能正常运转，各机件有无松脱，发现异常情况应通知维修或设备管理人员处理后方可使用。

2）加热操作：开启循环水泵前，应先检查煮水锅水量是否足够（水位线应在视镜 4/5 处），如水量不足，应开启补水阀，补足水量。开启循环水泵。开启蒸汽阀门，蒸汽与循环水直接接触并加热循环水。当循环水温度达到 95℃ 时应适当减少蒸汽阀门的开启度（以排汽口没有大量蒸汽溢出为准）。经常检查煮水锅的温度，如超出要求及时作出调整。经常查看化胶罐夹层入口处安装的压力表，保证化胶罐夹层压力不得超过 0.2MPa。

3）投料：往罐内注入本次化胶的用水量，同时开启热水循环泵。待热水循环泵启动 15 分钟后，启动搅拌桨运转搅拌。启动真空泵，利用真空管将各物料吸入化胶罐内，吸料完毕将控制阀门关闭。

4）抽真空操作：当化胶罐内胶液温度达 65 ~ 70℃ 时，开启缓冲罐的冷却水阀门，然后开启真空泵，对罐内胶液进行脱泡。在明胶液黏度达到要求，且气泡达最少量时，关闭真空泵。

5）用 60 目双层尼龙滤袋绑紧在化胶罐出胶液口，出液口下放置胶液保温桶，开启出液阀门，将胶液放出。

（2）清洁规程

1）生产使用前清洁：开启煮水锅的蒸汽开关和化胶罐的饮用水开关，往罐内通入 4/5 罐饮用水，启动搅拌桨，待饮用水被蒸汽加热至沸腾。保持罐内水慢沸半小时，进行清洁和消毒。

2）生产结束清洁：开启煮水锅的蒸汽开关和化胶罐的饮用水开关，往罐内通入 4/5 罐饮用水，启动搅拌桨，待饮用水被蒸汽加热至沸腾。控制蒸汽量，使罐内水保持慢沸 1 小时，罐内壁黏附胶渍溶化，关闭蒸汽开关和搅拌。在罐底出胶口连接排水管，将排水管另一端放入地漏，开启排液口，将罐内的水全部排出，关闭排液口。重复以上操作，确定罐内干净没有残留物为止。用纯化水冲淋。用不掉毛尼龙刷刷洗排液口和吸液口。罐外挂“已清洁”标识，上填写清洗人、清洗日期、有效期等。

3）清洁效果评价：设备外无浮尘、无污渍，内部无残留胶渍和积水。

2. RGY6X15F 软胶囊机

（1）操作规程

1）开机前准备工作：将控制箱、冷风机面板上的所有控制开关置于关断位置。检查传动系统箱内的润滑油是否足够（一般应注入约 3L）。检查供料泵壳体内的石蜡油应浸没盘形凸轮滑块。检查主机左侧的润滑油箱内的石蜡油是否足够。

①安装转模及调整同步　拆开门梁，将转模安装在相应的主轴上，使转模端面有刻线的一端朝外。安装好转模后将门梁复位，将模具座上的定位销插入孔中，锁紧门梁和滚模。

②调整两转模同步，使模腔一一对应　旋转转模左边的加压旋钮，使两转模不加压力自然接触，松开机器背面对线机构的紧固螺钉，用对线扳手转动右主轴，使左右转模端面上的刻度线对准（最好以模腔边缘对齐为准），对准误差应不大于0.05mm，然后锁紧紧固螺钉。

③调整转模与喷体同步　将喷体放下，以自重压在转模上（应在喷体与转模之间放一纸垫，以防互相摩擦损伤），通过微动操作主机运转，调整喷体端面的刻线与转模端面上的刻线的相互位置，使喷体上喷孔置于模腔内，经供料泵注出的药液即可注入胶囊内，调整时必须考虑胶膜厚度的影响，使喷体刻线略低于转模刻线。

④调整泵体与转模同步　脱开传动系统顶盖上的中介齿轮与变换齿轮，使其处于非啮合状态，转动供料泵方轴（由上向下观察顺时针方向转动），使供料泵前面的三根柱塞处于极前位置且消除盘形凸轮空行程（即柱塞即将向后推进），然后将中介齿轮与传动变换齿轮啮合，锁紧。

⑤将胶盒分别安装到左右胶皮轮上方，固定好。将控制箱上的选择开关拧到“I”位置，使机器通电。将引胶管的加热插头连接到主机上，对引胶管进行加热。在确认保温胶桶内的明胶液可顺利流出胶桶后，将引胶管的接头接在保温胶桶的出胶口上。将喷体加热棒、传感器和胶盒加热棒、传感器分别插入喷体和胶盒，插头连接到相应的插座位置上。将左右胶盒的温控仪的目标温度调至52～56℃。将压缩空气胶管插入保温胶罐的接口上，开启胶罐盖上的进气阀，开启胶罐出胶阀，罐内的明胶液受压而流进左右胶盒内（注意保持罐内气压在0.015～0.04MPa范围内）。

2）开机操作：调节机器的速度控制旋钮，使机器按一定转速运转。将左右胶盒的出胶挡板适量开启，明胶液均匀涂布在转动的胶皮轮上形成胶皮。开启冷风机，并调节冷风机的出风量，以胶皮不黏在胶皮轮上为宜（视室温等实际情况而定）。将胶皮轮带出的胶皮送入胶皮导轮，然后进入模具，胶皮从模具挤出后，用镊子引导胶皮进入下丸器的胶丸滚轴及拉网轴，最后送入废胶桶。

检查胶皮的厚度，视实际情况调节胶箱出胶挡板的开启度，以调节胶皮厚度至0.80mm左右（应使胶皮厚度两边均匀）。检查胶网的输送情况，若正常，放下喷体，使喷体以自重压在胶皮上。

设定喷体温控仪的目标温度为32～38℃（温度视室温、胶皮厚等情况而定），开启喷体加热开关，插在喷体上的发热棒受电加热。调节模具的加压旋钮，令左右转模受力贴合，调节量以胶皮刚好被转模切断为准，注意模具过量的靠压会损坏。

待喷体加热至目标温度后，将喷体上的滑阀开关杆向内推动，接通料液分配组合的通路，定量的药液喷入两胶皮之间，通过模具压成胶丸。此时应检查每个喷孔对应的胶丸装量（即内容物重），及时修正柱塞泵的喷出量（通过转动供料泵后面调节手轮进行调节，改变柱塞行程，进而改变装量）。

测定装量方法：在转模上由前至后取出第一粒至最后一粒软胶囊，放在烧杯内用乙醚洗去胶囊表面的油渍，快速干燥后用电子天平称得软胶囊重并记录；随后剖开软胶囊，用乙醚洗去全部内容物，快速干燥后称得胶囊壳重量并记录，二次重量之差即内容物重。

启动干燥转笼，使S4旋钮置于“L”，将压出的符合要求的软胶囊送入笼内。

3）停机操作：将喷体开关杆向外拉动切断料液通路，关闭喷体加热，将喷体升起架在喷体架上。松开模具加压旋钮，使两转模分开。关闭压缩空气开关，开启胶桶盖上的排气阀，拆掉压缩空气管，拔除引胶管加热开关。关闭左右胶盒、胶桶、冷风机的开关。继续运转主机，排净胶盒内胶液及胶皮轮上胶皮，然后停止主机。在转笼出口处放上接胶丸容器，将转笼上的S4旋钮置于“R”，转笼正转，使胶丸自动排出转笼。关闭所有电机电源、总电源。

（2）清洁规程

1）转换生产品种、规格时清洁程序：生产结束后，将剩余的明胶及物料等从机器上清除下来，按规定处理。将模具、喷体、泵体、输料柱塞、料斗、胶盒、引胶管、干燥转笼等拆下。将拆下的机械部件拆散，用洗涤剂溶液仔细清洗干净，至无生产时的遗留物，然后用大量饮用水冲洗至水清澈无泡沫，再用纯化水冲洗2次；待水挥发后，用75%乙醇溶液浸泡冲洗；挥发多余乙醇后，将泵体、输料柱塞浸入液体石蜡，均匀沾满液体石蜡后，重新装机。其余部件晾干后，按规定收藏，保存于工具间。

装机后往供料泵壳体内加入石蜡油，油面应浸没盘形凸轮滑块；往料斗加入少量液体石蜡，开动主机运转排出空气，避免供料泵柱塞氧化。干燥转笼机箱及不可拆卸的设备表面等用清洁布或不掉毛刷子沾洗涤剂溶液清洗掉污物、油渍等，用饮用水擦净后，用75%乙醇溶液擦拭，最后按要求装机。

注意：①胶皮轮上严禁用锐器铲残留胶皮，否则轮上易被划伤，影响涂布胶皮质量。②引胶管不能放入水中清洗，否则易短路。

2）生产相同品种，转换批号时的清洁程序：每批产品生产结束后，将已完成的中间产品移交下工序，清除机器上的残留物料、中间产品。用布擦净机器上的污渍。

3. RGY6X15F软胶囊机配套干燥转笼

（1）操作规程

1）开机前检查和准备工作：确认准备使用的转笼已清洁，符合生产卫生要求。将转笼按顺序放置在机座上，确认转笼上的大光轮及大齿轮已完全和机座上的小光轮和小齿轮啮合。检查转笼活门上的螺母是否已上紧。盖上转笼护罩（注意护罩上的感应器要与机座上的感应开关相对应）。检查电箱上的风机、转笼旋钮是否在关闭位置。在末端转笼的出丸口盖上不锈钢盖。

2）开机操作：将电源开关置于开启位置。开启风机，使风机开始送风。将控制转笼转向的旋钮置于“L”，转笼此时反转，从转笼入口处倒入待干燥的软胶囊。此时软胶囊滞留在笼中进行干燥。

待到达干燥时间后，在转笼出口放置清洁的胶盘，将转向旋钮置于停位置上，等转笼停定后，再调至“R”位置，转笼此时正转，软胶囊自动排出转笼，跌入胶盘中。

如采用较大型的数节干燥转笼串联的干燥机，将胶丸送入笼中操作如下（假设有五节转笼串联）：将5#转笼的转向旋钮置于反转位置，1#～4#转笼的转向旋钮置于正转位置。从转笼入口倒入待干燥软胶囊，此时软胶囊会经过1#～4#转笼，送入5#转笼内。当5#转笼内软胶囊装至笼内容积约80%时，将4#转笼开关置于停位置上等数秒后使4#转笼反转，此时倒入的软胶囊经过1#~3#转笼进入4#转笼内。按上述方法将软胶囊依次送入3#~1#转笼内。当到达干燥时间后，依次将1#~5#转笼开关从正转位置旋到停止位置。取下5#转笼出口处的封盖，在出口下方放置清洁的胶盘。依次将5#~1#转笼开关置于正转位置上，软胶囊会依次通过转笼，最后经过5#转笼进入胶盘内。

完成出胶丸后，将黏在转笼内壁的胶丸手工取出：先取下笼护罩，拧下活门上的螺母，打开活门取出胶丸。完成后将活门合上并拧紧螺母。将转笼取下进行清洁。

（2）清洁规程

1）软胶囊直接接触的部分在清洗间进行清洗，不可拆卸移动的部分在操作间进行清洁。

2）用沾有清洁剂溶液的刷子反复刷洗转笼上残留的油渍、污垢，用饮用水冲洗至无滑腻感，再用纯化水冲洗两分钟。

3）用洗洁精溶液擦抹转笼护罩表面、机底、机外壁，直至无污物残留，再用饮用水擦抹至无滑腻感。

4）用75%乙醇溶液或0.2%新洁尔灭溶液擦抹消毒。

5）清洁效果评价：无油污、无软胶囊残留、无污物、无积垢。

6）废物要及时装入洁净的胶袋中，密闭放在指定地点，生产结束及时清理洁净区。

7）清洁合格，机外挂“已清洁”标识，并填写清洁人、清洁日期、清洁有效期。

4. XWJ－Ⅱ型超声波软胶囊清洗机

（1）操作规程

1）开机前准备：打开设备后盖板。在两乙醇缸内分别倒入约40L乙醇，观察左侧液位计到3/5为宜。将设备后盖板盖上。根据软胶囊的大小调整加料斗闸板的位置。在出料口放置装料容器。打开乙醇缸冷却水管阀门。将设备面板各阀门置于“工作”位置。

2）开机：打开“浸泡”旋钮，观察超声波桶液位上升情况，不要让乙醇溢出，如乙醇溢出，应立即关闭“浸泡”开关，通过调节“液位”阀门，控制液位的高低。

启动“浸泡”旋钮，并确认浸洗系统工作正常。启动“喷淋”旋钮，喷淋系统开始工作，将“喷淋速度”阀门调至合适位置，使喷淋速度适中。启动“超声波”旋钮，听到尖锐的声音，同时检查传送带，确认系统正常。

将软胶囊倒入料斗内，开始洗丸。观察软胶囊在输送带上的输送情况，应使软胶囊既能铺满输送带，又不会从输送带上跌落。如未能满足以上条件，可通过调节料斗闸板来实现。

检查冷却水量是否合适，通过冷却水管阀门来调节水流量大小。及时将装料容器中的软胶囊转移到干燥车上。

3）换液：系统乙醇变浑浊时应及时更换。将浸洗系统浑浊乙醇排出。在设备左侧“排液”管口接上软管，软管的另一侧接到乙醇容器内。将“浸洗”面板下部的工作状态阀门置于“排旧液”状态。将“浸泡”旋钮置于开位置，打开后盖板观察浑浊乙醇排出设备情况，待缸内乙醇即将排尽时（注意：不可将乙醇排尽），将“浸泡”旋钮置于关位置。用抹布将缸内残留乙醇吸收，并用干净乙醇清洁缸体内壁。将“浸洗”、工作状态阀门置于“工作”状态。

将喷洗系统乙醇注入浸洗系统。将“浸洗”阀门置于“吸新液”状态，“喷洗”工作状态阀门置于“排旧液”状态。将“喷淋”旋钮置于开位置，打开后盖板观察乙醇从喷淋缸注入浸洗缸情况，待缸内乙醇即将排尽时（注意：不可将乙醇排尽），将“喷淋”旋钮置于关位置。用干净抹布将缸内残留乙醇吸收，并用干净乙醇清洁缸体内壁。将“浸洗”、“喷洗”及工作状态阀门置于“工作”状态。往喷洗缸内加入新乙醇约40L。

4）关机：按“超声波”→“浸洗”→“喷淋”顺序依次关闭系统。

（2）清洁规程

1）清洁时间；使用前且超过清洁有效期；同品种、同规格连续生产时，每周进行清洁；非连续生产时，每批产品生产结束后；换品种、换规格生产前以及维修后。

2）清洁规程

生产使用前清洁　设备内乙醇缸、废丸斗、传送带、出料口及进料斗等用75%乙醇溶液擦拭。设备外部用饮用水擦净，如沾有油污，用清洁剂溶液擦净并用饮用水擦拭至无滑腻感。

生产结束清洁　吸除清洗机内的废乙醇：调节排旧液开关阀，把浸洗缸、喷淋缸内的废乙醇吸到存放容器内，放置在规定地点，清洁完毕后清理洁净区（注：吸乙醇时，应保留少许乙醇在缸内，避免损坏真空泵）。关闭旋钮，关闭冷水阀及电源总开关。用干净毛巾吸收浸洗缸、喷淋缸内剩余乙醇，清除缸内杂物，清除隔网筛的废丸。擦洗设备表面至无油污。用75%乙醇溶液擦拭消毒。

3）清洁效果评价　无浮尘、无污渍、无未清洁死角、无积垢。

4）废物要及时装入洁净的胶袋中，密闭放在指定地点，生产结束及时清理洁净区。

5）清洁合格，机外挂“已清洁”标志，并填写清洁人、清洁日期、清洁有效期。

【实训结果与结论】

项目	元胡止痛软胶囊
外观	
装量差异	
崩解时限	
微生物限度	
结论	

【考核方式】

班级：　　　　　　　　　　姓名：　　　　　　　　　　学号：

考核内容	实训考核点	分值	实得分
实训前准备（分值5%）	着装及个人卫生符合规定	2	
	开启设备之前能够检查设备，确认实训仪器和设备性能良好	3	
制备操作（分值40%）	能够按照操作规程正确操作	20	
	能够正确表述压制法操作的流程	5	
	能够根据药材性质正确说出药材的处理方式	5	
	能够说出制备过程中的质量控制要点	5	
	能够注意到制软胶囊设备使用过程中的各项安全注意事项及维护保养措施	5	

续表

考核内容	实训考核点	分值	实得分
实训结果评价（分值 30%）	外观、装量差异、崩解时限、微生物限度符合要求	20	
	成品总量在规定范围内、会计算物料平衡	10	
实训记录（分值 10%）	实训记录填写准确完整	10	
实训结束清场（分值 10%）	实训场地、仪器和设备清洁	5	
	实训清场记录填写准确完整	5	
其他（分值 5%）	正确回答考核人员提出的问题	5	
合计		100	

考核教师：　　　　　　　　　　　考核时间：　　年　　月　　日

（康大力）

扫码“练一练”

扫码“学一学”

实训五　三七片的生产与设备养护综合实训

【实训目的】

1. 掌握典型的中药片剂制备工艺流程及岗位操作要点；中药净选、干燥、粉碎、过筛、制粒、压片、包装等方面的操作技能。

2. 能按操作规程完成电热恒温鼓风干燥箱、SF－1 万能磨粉机、电磁簸动筛粉机、CH－100 型槽形混合机、YK－160A 型摇摆式颗粒机、ZPS008 旋转式压片机等的操作、清洁及保养，各种生产文件的记录与汇总。

3. 能掌握中药片剂的质量检查方法，对制备过程中出现不合格片剂进行判断，并能找出原因同时提出解决方法。

4. 能按清场规程进行清场工作。

【实训原理】

中药片剂是指药物与辅料均匀混合后压制而成的片状制剂。中药片剂的制备方法主要有湿法制粒压片法、干法制粒压片法、（粉末或结晶）直接压片法。三七片采用湿法制粒压片法，湿法制粒压片法是指将湿法制粒的颗粒经干燥后压片的方法。当粉末非常松软且细粉较多时，将造成压片时充填不足，在总混压片前，必须先制粒。

三七片的生产工序包括原辅料准备→粉碎→过筛→配料→制粒→干燥→整粒→总混→压片→包装。

【实训器材】

1. 实训场地　实验室、实训车间。

2. 实训仪器与设备　CT－C－1 电热恒温鼓风干燥箱、SF－1 万能磨粉机、电磁簸动筛粉机、CH－100 型槽形混合机、ZPS008 旋转式压片机。

3. 实训材料 三七、硬脂酸镁、乳糖、糊精、蔗糖。

【实训方法和操作步骤】

（一）三七片生产综合实训

处方：三七 0.8kg 乳糖 0.09kg 糊精 0.09kg 硬脂酸镁 1% 50% 糖浆适量 共制 4000 片

步骤一 原辅料准备

工序一：药材净选、洗涤、干燥

1. 生产前准备

（1）按人员进入一般生产区更衣程序和净化要求进入操作间。

（2）按批生产指令从仓库领取三七药材，按物料进入一般生产区程序和净化要求，将物料传运进入生产区，存放于物料存放间。

（3）检查工作现场、工具、容器清场合格标识，核对有效期。

（4）检查设备是否具有“完好”标识及“已清洁”标识，设备是否运行正常。

（5）校准称量器具，检查所需物料检验报告单、合格证是否齐全，核对物料名称、数量与配制指令单是否一致。

（6）生产操作开始前，操作人员按照生产指令、产品生产工艺规程认真核对投料计算情况，准备好生产所需的相关技术文件和生产记录。

（7）挂本次运行标识。

2. 生产操作

（1）净选 将三七药材放在净选台上挑选，去除杂质及残茎。由车间质检员检验合格，装在洁净的料槽内称重，填写物料状态标识，通知下工序接料。

（2）洗涤 将净选合格后的三七药材转入已洁净的洗药池中，用纯化水洗净，沥去水。洗净后的药材肉眼看应洁净，无可见的泥沙，洗完后的水应清洁。

（3）干燥 将洗净的三七饮片移至已清场清洁的不锈钢盘中，厚度为 2～3cm，推进烘箱。温度控制在 80℃。烘干时间为 8 小时，烘干过程中要每隔两小时翻盘，使盘中的药材受热均匀。从烘箱中取出，放凉后，装在洁净的料槽内称重，填写半成品物料状态标识卡，填写半成品请验单，合格后放入暂存室。

3. 清场

（1）生产结束后，取下工作状态标识，挂清场标识。

（2）将生产所剩的尾料收集办理退库。

（3）按一般生产区清场程序和设备清洁规程清理工作现场、设备、工具、容器、管道等。

（4）清场完毕，填写清场记录。经 QA 监督员检查，合格后挂清场合格标识。

4. 结束

（1）整理、汇总批生产记录等相关记录。

（2）关闭水、电、汽、阀门开关，关好门窗，按进入程序的相反程序退出离开作业现场。

工序二：粉碎、过筛

1. 生产前准备

（1）按人员进入 D 级洁净生产区更衣程序和净化要求进入操作间。

（2）按批生产指令把干燥后的三七药材传运进入粉碎过筛间。

（3）检查工作现场、工具、容器清场合格标识，核对有效期。

（4）检查设备是否具有“完好”标识及“已清洁”标识，设备是否运行正常，检视机器是否上足润滑油、是否运转正常，粉碎机进料口是否安装有电磁铁，电机及皮带轮等转动部位的防护罩是否完好、安全。

（5）校准称量器具，检查所需物料检验报告单、合格证是否齐全，核对原辅料、药材、中间产品名称、数量与生产指令是否一致。

（6）生产操作开始前，操作人员按照生产指令、产品生产工艺规程认真核对投料计算情况，准备好生产所需的相关技术文件和生产记录。

（7）挂本次运行标识。

2. 生产操作 参考“六味地黄丸（浓缩丸）生产与设备养护综合实训”粉碎过筛项下生产操作。

扫码“看一看”

3. 清场

（1）生产结束后，取下工作状态标识，挂清场标识。

（2）各工序剩余物料、中间产品按规定进中间站。

（3）未用完的原辅料、包装材料办理退库。

（4）清理作业场地，清除生产废弃物。

（5）按 D 级洁净生产区清场、消毒程序和要求清理工作现场、设备、工具、容器、管道等。

（6）清场完毕，填写清场记录。经 QA 监督员检查合格，挂清场合格标识。

4. 结束

（1）整理、汇总批生产记录等相关记录。

（2）关闭水、电、汽、阀门开关，关好门窗，按进入程序的相反程序退出离开作业现场。

扫码“看一看”

步骤二：制粒

按批生产指令将三七粉末与乳糖、糊精等辅料制粒，具体步骤参见“玄麦甘桔颗粒生产与设备养护综合实训”中“制粒、整粒、总混”工序执行。

步骤三：压片

扫码“看一看”

1. 生产前准备

（1）按人员进入 D 级洁净生产区更衣程序和净化要求进入操作间。

（2）按批生产指令把制好的三七颗粒运进压片车间。

（3）检查工作现场、工具、容器清场合格标识，核对有效期。

（4）检查设备是否具有“完好”标识及“已清洁”标识，设备是否运行正常，检视机器是否上足润滑油、是否运转正常，压片机电机及皮带轮等转动部位的防护罩是否完好、安全。

扫码“看一看”

（5）校准称量器具，检查所需物料检验报告单、合格证是否齐全，核对原辅料、药材、中间产品名称、数量与生产指令是否一致。

（6）生产操作开始前，操作人员按照生产指令、产品生产工艺规程认真核对投料计算情况，准备好生产所需的相关技术文件和生产记录。

（7）挂本次运行标识。

2. 生产操作

（1）检查干燥后的物料质量，水分含量在3%～5%，松紧度以手用力捻成细粉为度，细粉含量控制在30%以内。将整好的颗粒盛装在饮料器中，依据素片的压制方法压片。

（2）按压片设备标准操作规程依次装好中模、下冲、上冲、刮粉器、加料器、出料嘴、料斗等，并进行设备消毒。安装好后转动手轮，使转台旋转2周，观察上下冲杆进入中模孔及在轨道上的运行情况。无碰撞和卡阻现象为合格。

扫码“看一看”

（3）将总混好粒的合格颗粒加入料斗内，先用手摇转轮转动，调节片子厚度，使成形，再调压力调节器至硬度符合要求。测片重差异、崩解时限。

（4）添加颗粒开机试压，并观察设备是否正常，试压合格后正式压片，在压片过程中每隔15分钟定1次量，2小时做1次片差，并做好记录；并请QA人员按规定的检验规程抽样检查。

（5）将压好的片子装入洁净的盛装容器内，容器内、外贴上标签，标明物料品名、规格、批号、数量、日期和操作者的姓名，及时交中间站或下一工序，填写请验单。

扫码“看一看”

（6）将生产所剩的尾料收集，标明状态，交中转站，并填写好记录。异常情况，及时报告技术人员，并协商解决。

3. 清场

（1）生产结束后，取下工作状态标识，挂清场标识。

（2）各工序剩余物料、中间产品按规定进中间站。

（3）未用完的原辅料、包装材料办理退库。

（4）清理作业场地，清除生产废弃物。

（5）按D级洁净生产区清场、消毒程序和要求清理工作现场、设备、工具、容器、管道等。

（6）清场完毕，填写清场记录。经QA监督员检查合格，挂清场合格标识。

4. 结束

（1）整理、汇总批生产记录等相关记录。

（2）关闭水、电、汽、阀门开关，关好门窗，按进入程序的相反程序退出离开作业现场。

步骤四：内包装

扫码“看一看”

1. 生产前准备

（1）按批包装指令从车间中间站领取上工序合格待包装产品及包装材料。

（2）其他准备工作参照压片工序。

2. 平板式铝箔包装生产操作

（1）预热　按下预热开关、加热器开关，分别给PVC加热辊筒（调节至155～160℃），铝箔加热辊筒（调节至185～190℃）及批号钢字加热（120～130℃）。

（2）安装PVC和铝箔　按规定方向装上PVC和铝箔，并使铝箔药品名称与批号方向一致，将PVC绕过加热辊筒贴在成型辊上，最后与铝箔在铝箔加热辊筒处汇合。达到预定温度时，按启动开关，主机顺时针转动，PVC依次绕过PVC加热辊筒、加料斗、铝箔加热辊筒、张紧轮、批号装置、冲切模具。

（3）打印批号　按下“压合、冲切、真空、批号”键及启动开关，机器转动，检查冲切的铝塑成品是否符合要求，批号钢字体与铝箔上字体方向应一致，如相反可以调换铝箔或批号钢字的方向。

（4）检查符合要求后，机器正常运转，放下加料斗，加入片剂。将完成内包的片剂，用适当容器盛装。容器外贴上物料状态标识和待检牌，标识上注明物料名称、批号、数量、日期和操作者姓名。填写请验单请检，合格后摘待检牌挂合格牌，并移交外包工序。

3. 清场 关停平板式铝箔包装机，参照压片工序做好清场工作。

4. 结束 参照压片工序结束工作。

步骤五：外包装

1. 生产前准备

（1）按人员进入一般生产区更衣程序和净化要求进入操作间。

（2）按批包装指令从车间中间站领取上工序合格待包装产品及包装材料，认真核对半成品、包装材料、说明书、物料品名、规格、数量是否相符。

2. 生产操作

（1）每两板、说明书一张按规定折叠放入盒内，封口，在盒外表面印有品名、处方、装量、功效主治、规格、用法用量、注意事项、注册商标、批准文号、包装、生产日期、生产批号、有效期、厂址厂名、贮藏等。

（2）将大盒子（箱）打印产品名称、生产批号、生产日期、有效期等。底部封口后，将包装好的小盒按规定量装入大箱，填写装箱单放入箱内。

（3）将装有药品的大箱送封塑间封箱，打包。

（4）将包装好的产品送成品待检库内，填写成品请验单请检。

（5）待下达合格通知后，由 QA 监督员填写发放合格证，贴在箱上三期处。凭检验合格报告单或入库证办理入库手续。

3. 清场

（1）剩余的包装材料、标签、说明书认真清点、核实数量后，办理退库。

（2）参照原材料准备项下清场要求清场。

4. 结束 参原材料准备项下结束要求结束外包工作。

步骤六：质量检查

1. 外观 片剂表面应色泽均匀、光洁，无杂斑，无异物。

2. 片重差异 应符合现行版《中国药典》对片重差异限度的要求。

3. 硬度和脆碎度 应符合现行版《中国药典》对硬度和脆碎度的要求。

4. 崩解时限 根据现行版《中国药典》崩解时限检查法制备的三七片应在 30 分钟内完全崩解。

实训提示

1. 关键工序质量控制点

（1）前处理 原辅料应在规定的操作间除尘及去外包，并按要求洗净原药材（无杂质、无异物、无非药用部位）并干燥。

（2）配料 投料用原辅料的品名、规格、数量应符合规定。

（3）粉碎、过筛 药料要尽量粉碎利用，粉末细度应符合规定要求（100～120 目筛），如达不到要求，需多粉碎几次。

（4）整粒 是保证压片质量的前提，应根据片剂的规格进行整粒。

（5）压片 压片前先试车，设备调试正常后，测试片重、片厚、硬度、崩解度均应符合现行版《中国药典》片剂项下的相关规定后再压片。

（6）包装应符合规定，包装封口应严密，外包封口应垂直、等距打包。

2. 关键工序技术控制点

（1）所有原辅料及包装材料必须经质检部检验合格后方可领用。

（2）非本批物料不得进入操作室，避免错投料或混药。

（3）称料、投料及计算结果须经复核，并有操作者和复核者双方签名。

（4）三七的粉碎要符合粒度要求。

（5）压片前的颗粒要符合含水量要求。

（6）颗粒压片前需总混；混合 15 分钟，均匀一致。

（7）使用粉碎、过筛混合、制粒机、压片机、包装机等机器设备均须先开机试车，待机器运转正常后方可投料。

（8）制粒时注意黏合剂、润湿剂浓度、混合时间、筛网目数、颗粒质量、铺盘厚度等。

（二）主要设备标准操作规程及维护保养

1. YK－160A 型摇摆式颗粒机

（1）标准操作规程

1）检查设备状态标识，确认无异常后更换设备状态标识为“运行中”。

2）对照设备点检表对设备进行逐项点检并做好记录，如有异常及时报修，在确认无异常的情况后进行下一步操作。

3）对照设备润滑表对设备进行润滑并做好记录。

4）将墙上配电箱内控制摇摆制粒机的电源开关打开。

5）按照工艺要求在摇摆制粒机下方安装尼龙网。

6）按下设备启动按钮，设备进行 1～2 分钟的空负荷运转，应注意机器是否有异常的杂音，以便及时停车检查排除。

7）待设备运转稳定后，按下湿法制粒机的出料按钮，开始出料生产，每次出料不宜过多，以大约保持料斗容积的 1/2 为宜，然后再次按下出料按钮关闭湿法制粒机出料。

8）设备运转过程中随时观察设备运行情况，如有异常情况立刻按下急停止按钮，并将墙上配电箱内电源开关关闭，然后报修。

9）每批打料完毕后，目测摇摆制粒机料斗内没有存料。

10）按下设备停止按钮，待设备完全停止转动后，将墙上配电箱内电源开关关闭。

（2）保养及维护

1）每周检查设备回油孔是否堵塞，确保回油畅通。

2）每次加料量不能超过摇摆制粒机料斗的 1/2，以免设备负载过大闷车。

3）清洁设备时严禁水进入电器部位，以免发生触电事故和设备事故。

4）清场时严禁用水直冲打料辊安装槽，避免水流入油箱，影响设备性能。

5）设备运行时注意设备的运行情况，如有焦糊气味、冒烟和异常响声，马上停机，上报车间，排除故障后方可运行。

6）检修设备时一定要切断电源，确认无误后方可进行检修。

7）每两周由维修工拆开设备外壳，检查机箱内紧固螺丝有无松动，检查齿条轴承磨损情况，必要时更换。

8）每月由维修电工检查设备电气开关，对配电箱除尘、紧固接线端子。

9）减速器每工作 5000 小时，应换新油一次。

10）在拆卸或安装皮带轮时，要用专用工具，避免用力敲击，损坏皮带轮。

11）每半年检查电机轴承，并加注润滑油。

2. ZPS008 旋转式压片机操作、保养规程

（1）标准操作规程

1）操作前的准备：检查设备状态标识是否处于清洁合格期限内。如已过有效期，则重新进行清洁。取下状态标识，挂上运行状态标识。

2）操作使用说明：使用前打开蜗轮箱上盖注入20号机油，其油面高度不应超过油面线。冲模安装前，应将转盘的工作面、上下冲杆孔、中模孔和所需要安装的冲模清洗干净，然后按顺序进行安装。

中模的安装：首先将转盘上的中模固定螺丝逐件旋出，使固定螺丝的头部缩至中模孔径外，以便中模在无卡阻情况下装入中模孔。然后用专用中模打棒轻击入中模孔，直至中模进入中模孔底部，然后上紧中模螺丝。

上冲杆的安装：将上轨导的嵌舌向上翻起，然后将上冲杆逐件装入上冲杆孔内（注意上冲在上冲杆孔内必须能自由上、下和转动自如，无任何阻尼现象），当上冲杆全部装完后，必须将嵌舌翻下，与平行轨接平。

下冲杆的安装：拆除出片嘴、铜加料器、料斗及加料器支柱。打开后侧板，取下下轨最低部的圆垫块，即可将下冲杆逐个装上，装妥后垫块必须安置原位。

冲模安装完毕后，用手转动手轮，使转盘旋转2～3转，观察上下杆在沿各轨道上，在各孔中上下移动中无卡阻和不正常的摩擦声。检查机器各调节手柄的位置，旋转手轮观察冲模和传动机构的运行情况，转动转盘2～3周，确认设备运转正常情况下，方可运行。

由于本机采用变频电机变速，通电启动电机后，因在出厂安装调试中已设置定好，故本机转盘旋转方向不会逆转。

先用手动试制压片，分别调节充填量和压力以试片厚和片重，在基本成形并满足片剂重量后开机，精调各手轮直至压出的片剂完全达到工艺要求为止。

在机器运转过程中，如发现任何异常情况应立即停机检查，否则可能会造成机件损坏。

3）注意事项：冲模使用前必须严格检查，不能有裂纹、缺边和拉毛等不正常现象，如勉强使用，则会给机器带来损伤。

冲模寿命一般以二百万次压片为设计依据。当超期使用则损坏率大大提高，如发生断裂将损坏加料器或其他机件等。

吸尘机的振动手柄在生产过程中，每班需振打数次，其储粉必须及时清理，以防堵塞风流通道。

加料器与转盘工作台面须保持一定间隙，可根据具体情况来调节。间隙过大会造成漏粉，过小会使加料器与转盘工作台面摩擦，从而产生金属粉末混入药粉中，使压出片剂不符合质量要求。

发现自动停车警报，应立即关闭电源，仔细检查，可能是设备工作压力超过设定的工作压力。运转中如遇跳片、叠片或阻片，应停机检查。严禁用手拨动，以免造成伤害事故。

安装机器入位后，在与电源接通前应接上接地线，以保证绝对安全。

速度的选择对机器的使用寿命有直接的影响，由于存在原料的性质、黏度及片径和压力大小等差异，在使用上不能作统一规定，因此，使用者必须根据实际情况而定。一般来说，压制直径大、压力大、异型片、双层片、难成形的颗粒的片剂速度宜低一点，反之速度则可高一些。

（2）清洁标准操作规程

1）随时用纯化水投洗抹布擦去设备外表面污物，保持工作现场清洁干净。

2）每批生产结束后，拆下料斗，扫除剩余颗粒，拆去上冲，扫除平盘上剩余颗粒。先用毛刷扫，再用吸尘器，吸去机器上所有废料。

3）拆下冲，拆下顶丝（松放螺丝孔）及模圈。先用乙醇溶液依次刷洗上冲轨道上压盘上冲转台，下冲轨道（包括斜坡和轧道）片重调节器及下压盘刷洗，用棉纱擦清洁。模圈及冲用棉纱沾75%乙醇擦净晾干后，涂上一层油，放入油池中备用，防止生锈和碰伤。

4）洁净袋滤式吸尘器捕尘袋内的细粉倒出后，用纯化水将捕尘袋洗净后烘干备用，吸尘器外壁用纯化水擦洗干净，再用纯化水将抹布清洁干净后擦干。

5）将拆下的部件在纯化水中用洁净抹布反复擦拭干净，使表面无可见附着物，最后用纯化水冲洗三次，再用纯化水将抹布清洗干净后擦干。与药品接触后不能拆卸部位用纯化水投洗抹布反复擦拭干净，使表面无可见附着物，再用纯化水将抹布清洁干净后擦干。

6）经QA检查员检查合格后，挂上设备“已清洁”状态标识。

7）清洁合格的设备使用有效期为3天，超过3天使用前应重新按本清洁标准操作程序清洁，及时填写《设备清洁记录》。

8）注意事项：每次清洗时，不得使电器部位沾水，以免损坏电器。清洗设备时，防止有人开动设备运转按钮，使岗位操作工造成人身伤害。

（3）保养及维护

1）机器的润滑：装置在机器上的油杯和油嘴，可按油杯类型，分别注入黄油或机油。开车前加一次，中途可按各轴承的温升情况加注润滑油。蜗轮箱的润滑油，使用半年后更换一次新油。上压轮盖内的毛毡吸附油量以不溢出油为宜，以保持压轮表面润滑。上冲杆和轨道用植物油及下冲杆和轨道用机油润滑，不宜过多，以防油污染药粉。

2）保养和维修：定期检查轴承的部位，如发现温升超出正常范围，应停车检查原因：轴承本身是否咬死、主轴转动情况、轨道、冲模、变速轮等是否有损坏现象，检查清楚原因后，根据所发现的情况应对应采取维修和更换。

一次规格的片剂生产结束后，应彻底清洗机器，并卸下全部冲，对卸下的冲模应进行检查，如有易损和缺口应及时更换。如停机时间较长，则应将转盘表面及各冲模孔涂上一层无毒、易清洗的防锈油，并用布蓬罩好。

冲模应放置在油池中保存，并使其不要产生相互碰撞，以免损坏冲钉头部。

机器应置于清洁、干燥、无污染的车间或仓库内。

3）记录：维修保养完成后，记录于设备保养检修记录。

【实训结果与结论】

项目	三七片
外观	
脆碎度	
硬度	
崩解时限	
片重差异	
结论	

【考核方式】

班级：　　　　　　　　　　　姓名：　　　　　　　　　　　学号：

考核内容	实训考核点	分值	实得分
实训前准备（分值5%）	着装及个人卫生符合规定	2	
	开启设备之前能够检查设备，确认实训仪器和设备性能良好	3	
制备操作（分值40%）	能够按照操作规程正确操作	20	
	能够正确表述湿法制粒操作的流程	5	
	能够说出制备过程中的质量控制要点	5	
	能够注意到压片设备使用过程中的各项安全注意事项及维护保养措施	5	
实训结果评价（分值30%）	外观完整，颜色均衡，片剂表面无油斑无裂片	5	
	硬度、脆碎度、片重差异、崩解时限符合要求	20	
	成品总量在规定范围内，会计算物料平衡	10	
实训记录（分值10%）	实训记录填写准确完整	10	
实训结束清场（分值10%）	实训场地、仪器和设备清洁	5	
	实训清场记录填写准确完整	5	
其他（分值5%）	正确回答考核人员提出的问题	5	
合计		100	

考核教师：　　　　　　　　　　　考核时间：　　年　　月　　日

（张慧梅）

扫码“练一练”

扫码“学一学”

实训六　左金丸的生产与设备养护综合实训

【实训目的】

1. 掌握泛制法制备丸剂的工艺流程及岗位操作要点；中药粉碎、过筛、混合、泛丸、包装、清场等方面的操作技能。

2. 能按操作规程完成WK－13半自动水丸机、SF－130C万能磨粉机、CH－100型槽形混合机等的操作、清洁及保养，各种生产文件的记录与汇总。

3. 能按《中国药典》规定对制备的水泛丸进行质量检查。

4. 能按清场规程进行清场工作。

【实训原理】

水丸系指药材细粉以水、黄酒、醋、稀药汁等为黏合剂，采用泛制法制备而成，故又称水泛丸。水泛丸中的水能使药材中的黏液质、胶类、糖、淀粉等润湿后产生黏性，干燥后又可以除去水分，不增加处方成分和制剂体积，且又易于溶散、吸收，同时水丸具有体积小、表面致密光滑、便于吞服、不易吸潮、利于保管贮藏等优点。

左金丸属水泛丸，采用机器泛制法制备。药物为黄连与吴茱萸粉碎成细粉，过筛，混匀，用水泛制成丸。

泛制法的生产工艺流程为原辅料准备→起模→成型→盖面→干燥→选丸→质量检查→包装。

【实训器材】

1. 实训场地 实验室、实训车间。

2. 实训仪器与设备 SF－130C 万能磨粉机、电磁簸动筛粉机、CH－100 型槽形混合机、WK－13 半自动水丸机。

3. 实训材料 黄连、吴茱萸。

【实训方法和操作步骤】

（一）左金丸生产综合实训

扫码“看一看”

处方：黄连 514.3g 吴茱萸 85.7g 共制 10000 粒

步骤一：原辅料准备

工序一：饮片准备

1. 生产前准备

（1）按人员进入一般生产区更衣程序和净化要求进入操作间。

（2）按批生产指令从仓库领取黄连、吴茱萸等物料，按物料进入一般生产区程序和净化要求，将物料传运进入生产区，存放于物料存放间。

（3）检查工作现场、工具、容器清场合格标识，核对有效期。

（4）检查设备是否具有“完好”标识及“已清洁”标识，设备是否运行正常。

（5）校准称量器具，检查所需物料检验报告单、合格证是否齐全，核对原辅料、药材名称、数量与配制指令单是否一致。

（6）生产操作开始前，操作人员按照生产指令、产品生产工艺规程认真核对投料计算情况，准备好生产所需的相关技术文件和生产记录。

（7）挂本次运行标识。

2. 生产操作

（1）黄连、吴茱萸除去非药用部分、杂质等，然后进行高温干燥灭菌。

（2）将炮制好的药材饮片装入洁净容器内，容器外贴上物料状态标识和待检牌，标识上注明品名、规格、批号、数量、日期和操作者姓名。填写请验单请检，合格后摘待检牌挂合格牌。

3. 清场

（1）生产结束后，取下工作状态标识，挂清场标识。

（2）将生产所剩的尾料收集办理退库。

（3）按一般生产区清场程序和设备清洁规程清理工作现场、设备、工具、容器、管道等。

（4）清场完毕，填写清场记录。经 QA 监督员检查，合格后挂清场合格标识。

4. 结束

（1）整理、汇总批生产记录等相关记录。

（2）关闭水、电、汽、阀门开关，关好门窗，按进入程序的相反程序退出离开作业现场。

工序二：饮片粉碎、过筛、混合

1. 生产前准备

（1）按人员进入 D 级洁净生产区更衣程序和净化要求进入操作间。

（2）按批生产指令从仓库领取黄连、吴茱萸等物料，按物料进入 D 级洁净生产区程序和净化要求，将物料传运进入生产区，存放于物料存放间。

（3）检查工作现场、工具、容器清场合格标识，核对有效期。

（4）检查设备是否具有"完好"标识及"已清洁"标识，设备是否运行正常，检视机器是否上足润滑油，运转正常，粉碎机进料口是否安装有电磁铁，电机及皮带轮等转动部位的防护罩是否完好、安全。

（5）校准称量器具，检查所需物料检验报告单、合格证是否齐全，核对原辅料、药材、中间产品名称、数量与生产指令是否一致。

（6）生产操作开始前，操作人员按照生产指令、产品生产工艺规程认真核对投料计算情况，准备好生产所需的相关技术文件和生产记录。

（7）挂本次运行标识。

2. 生产操作

（1）粉碎、过筛　将黄连与吴茱萸混匀，以备粉碎。其余参考"六味地黄丸（浓缩丸）生产与设备养护综合实训"粉碎、过筛项下操作。

（2）混合

1）将待混合药粉加入混合机械的料斗内，盖好。其余参考"六味地黄丸（浓缩丸）生产与设备养护综合实训"混合项下操作。

2）将混匀的药粉装入洁净容器内，容器外贴上物料状态标识和待检牌，标识上注明物料品名、规格、批号、数量、日期和操作者姓名。填写请验单请检，合格后摘待检牌，挂合格牌，移交制丸工序。

3. 清场

（1）生产结束后，取下工作状态标识，挂清场标识。

（2）各工序剩余物料、中间产品已包装产品入库。

（3）未用完的原辅料、包装材料办理退库。

（4）清理作业场地，清除生产废弃物。

（5）按 D 级洁净生产区清场、消毒程序和要求清理工作现场、设备、工具、容器、管道等。

（6）清场完毕，填写清场记录。经 QA 监督员检查合格，挂清场合格标识。

4. 结束

（1）整理、汇总批生产记录等相关记录。

（2）关闭水、电、汽、阀门开关，关好门窗，按进入程序的相反程序退出离开作业现场。

步骤二：泛丸、干燥

1. 生产前准备

（1）按人员进入D级洁净生产区更衣程序和净化要求进入操作间。

（2）按批生产指令从车间中间站领取上工序合格黄连、吴茱萸粉碎药粉，存放于物料存放间。

（3）其他照粉碎、过筛、混合工序准备。

2. 生产操作

工序一：泛丸

（1）粉末起模　泛丸锅内喷少量水使其湿润，撒布少量药粉，转动泛丸锅，刷下锅壁上附着的粉粒，再喷水润湿，撒粉，反复多次，使粉粒逐渐增大，至泛成直径0.5mm左右球形颗粒，筛取一号筛与二号筛之间的颗粒，即得合格丸模。

（2）成型　将上述丸模重新放入泛丸锅，启动泛丸机，反复喷洒水，层层撒粉，滚圆，筛选获得合格小丸。

（3）干粉盖面　将成型的合格小丸表面润湿，放入泛丸机滚动，再数次将少量用于盖面的干燥药材细粉均匀撒入，滚动至丸粒表面致密、光洁、色泽一致。

（4）丸剂制备完成后立即停机。

工序二：干燥、选丸

（1）将制好的丸粒直接送入操作间的干燥室进行烘干。干燥时，首先开启排气设备排气，并控制好温度和压力，温度应控制在80℃以下。

（2）干燥的丸粒加入选丸器，利用丸粒圆整度不同，滚动速度不同进行选丸，合格丸剂单独收集。

（3）将干燥的丸粒装入洁净容器内，加盖。容器外贴上物料状态标识和待检牌，标识上注明物料名称、批号、数量、日期和操作者姓名。填写请验单请检，合格后摘待检牌挂合格牌，并移交下一工序。

3. 清场　参照粉碎、过筛、混合工序做好清场工作。

4. 结束　参照粉碎、过筛、混合工序结束工作。

步骤三：内包装

1. 生产前准备

（1）按批包装指令从车间中间站领取上工序合格待包装产品及包装材料。

（2）其他准备工作参照泛丸工序。

2. 生产操作

（1）理瓶　打开电源开关，把洁净干燥的瓶子均匀而适量地放入理瓶机内，过多则会造成理瓶不畅。调节理瓶速度调节旋钮，使理瓶速度与生产能力一致。

（2）灌装　打开数丸机电源开关，将丸粒加入料斗中，使单位包装剂量为100粒，进行试包装，检查装量。待装量符合规定后，开始灌装，按加速或减速调节灌装速度。

（3）旋瓶盖　打开电源，将瓶盖倒入理盖盘中，将盛好丸粒的瓶子排入输送带上，按下输送、理盖启动按钮，旋盖开始工作。

（4）贴上瓶签，瓶签上注明品名、功效主治、规格、用法用量、包装、生产日期、生产批号、有效期、贮藏等及生产单位等。

（5）将完成内包的丸粒，用适当容器盛装。容器外贴上物料状态标识和待检牌，标识上注明物料名称、批号、数量、日期和操作者姓名。填写请验单请检，合格后摘待检牌挂合格牌，并移交外包工序。

3. 清场 关停理瓶机、灌装机，参照粉碎、过筛、混合工序做好清场工作。

4. 结束 参照粉碎、过筛、混合工序结束工作。

步骤四：外包装

1. 生产前准备

（1）按人员进入一般生产区更衣程序和净化要求进入操作间。

（2）按批包装指令从车间中间站领取上工序合格待包装产品及包装材料，认真核对半成品、包装材料、说明书、物料品名、规格、数量是否相符。

2. 生产操作

（1）将药丸每 20 瓶连同说明书 1 张按规定折叠放入盒内，封口，在盒外表面印有品名、处方、装量、功效主治、规格、用法用量、注意事项、注册商标、批准文号、包装、生产日期、生产批号、有效期、厂址厂名、贮藏条件等。

（2）将大盒子（箱）打印产品名称、生产批号、生产日期、有效期等。底部封口后，将包装好的小盒按规定量装入大箱，填写装箱单放入箱内。

（3）送封塑间封箱，打包。

（4）将包装好的产品送成品待检库内，填写成品请验单请检。

（5）待下达合格通知后，由 QA 监督员填写发放合格证，贴在箱上三期处。凭检验合格报告单或入库证办理入库手续。

3. 清场

（1）对剩余的包装材料、标签、说明书进行认真清点、核实数量后，办理退库。

（2）参照饮片准备项下清场要求清场。

4. 结束 参照饮片准备项下结束要求结束外包工作。

步骤五：质量检查

1. 外观 丸剂外观应圆整均匀、色泽一致。

2. 水分 除另有规定外，水泛丸不得超过 9.0%。

3. 重量差异 按照现行版《中国药典》水丸重量差异检查，应符合规定。

4. 装量差异 按照现行版《中国药典》最低装量检查法检查，应符合规定。

5. 溶散时限 按照现行版《中国药典》崩解时限检查法检查，水泛丸应在 1 小时内全部溶散。

实训提示

1. 关键工序质量控制点

（1）前处理 原辅料应在规定的操作间除尘及去外包，按现行版《中国药典》规定将药材炮制合格。

（2）粉碎、过筛 粉末细度应符合规定要求。

（3）水泛丸的重量差异限度等 均应符合现行版《中国药典》丸剂项下的相关规定。

（4）包装 应符合规定，包装封口应严密，外包封口应垂直、等距打包。

2. 关键工序技术控制点

（1）所有原料及包装材料必须经质检部检验合格后方可领用。

（2）非本批物料不得进入操作室，避免错投料或混药。

（3）称料、投料及计算结果须经复核，并有操作者和复核者双方签名。

（4）使用电气设备时，应先检查开关、线路是否完好。

（5）带传动的设备，须每天检查一次传动、机械性能，并加足润滑油。

（6）使用粉碎、过筛混合、泛丸机等机器设备均须先开机试车，待机器运转正常后方可投料。

（二）主要设备标准操作规程及维护保养

WK－13 半自动水丸机操作、保养规程

1. 操作规程

（1）打开水丸机运行开关，设定水丸机转速。

（2）待设备空载运转正常后，加入起模物料，喷入纯化水，药粉被润湿并粘连形成细小颗粒，不断滚动后形成细小圆粒。

（3）操作过程中注意机器运转声音是否正常，如有异常，应立即停机，排除故障后方可生产操作。

（4）操作结束，应先出料，然后关闭电源开关。

2. 清洁规程

（1）每批生产结束后或连续生产每个班次结束后对设备进行清洁。

（2）常用的清洁液与消毒液为饮用水、纯化水、75%乙醇。

（3）清洁方法

1）用毛刷刷净水丸机滚筒内残留药粉。

2）用饮用水清洁泛丸锅内外壁。

3）用纯化水将室内冲洗干净。

4）用75%乙醇将所有部件抹洗干净。

（4）合格标准及检查方法　用洁净的白色抹布擦设备各部位，抹布上无色斑、污点、无残留物痕迹，整机外观光洁。

（5）注意事项

1）清洁后要注意设备的保护，按规定的贮存条件和贮存时间进行贮存，防止交叉污染。

2）已清洁消毒的设备三天内使用，否则应重新清洁消毒。

3. 维护及保养

（1）每半年打开轴承上的遮板，对前后轴承加润滑脂，对转动部位加耐高温的润滑油。

（2）每班使用后对机器整体检查一次。保养内容包括以下几个方面。

1）机器保持清洁，水丸机要清扫干净。

2）定期检查开关、轴承部位，发现缺损及时更换或修复。

3）一次使用完毕或停工时，取出剩余药粉，刷洗机器各部分残留药粉。

（3）机器运行一段时间后应进行检修。检修时间间隔为：①运行300～500小时，进行小修，检查设备整体是否完好，各紧固螺栓有无松动，若有加以紧固；检查各部位润滑油是否适当，否则应及时添加并填写润滑记录；检查电源开关是否可靠，有无损坏并及时更换已损件。②运行1000～2000小时，进行中修，包括小修内容及检查线路有无线头松动，并加以坚固。③运行3000～4000小时，进行大修，包括中修内容及解体检查有无部件损坏，更换已损件；检查内部电线有无老化，必要时予以更换。

【实训结果与结论】

项目	左金丸
外观	
含水量（%）	
重量差异	
装量差异	
溶散时限	
结论	

【考核方式】

班级： 姓名： 学号：

考核内容	实训考核点	分值	实得分
实训前准备（分值5%）	着装及个人卫生符合规定	2	
	开启设备之前能够检查设备，确认实训仪器和设备性能良好	3	
制备操作（分值40%）	能够按照操作规程正确操作	20	
	能够正确表述泛制法操作的流程	5	
	能够根据药材性质正确说出药材的处理方式	5	
	能够说出制备过程中的质量控制要点	5	
	能够注意到制丸设备使用过程中的各项安全注意事项及维护保养措施	5	
实训结果评价（分值30%）	外观、含水量、重量差异、溶散时限符合要求	20	
	成品总量在规定范围内，会计算物料平衡	10	
实训记录（分值10%）	实训记录填写准确完整	10	
实训结束清场（分值10%）	实训场地、仪器和设备清洁	5	
	实训清场记录填写准确完整	5	
其他（分值5%）	正确回答考核人员提出的问题	5	
合计		100	

考核教师： 考核时间： 年 月 日

扫码“练一练”

扫码“学一学”

（商庆节）

实训七 元胡止痛滴丸的生产与设备养护综合实训

【实训目的】

1. 掌握滴制法制备滴丸的工艺流程及岗位操作要点；中药前处理、滴制、洗丸、选丸等方面的操作技能。

2. 能按操作规程完成 TN－30 型提取浓缩机组、DWJ2000S 滴丸试验机、保温设备、XF－9X 四级分离筛等的操作、清洁及保养，各种生产文件的记录与汇总。

3. 能进行滴丸剂的质量检查，对制备过程中出现不合格滴丸剂进行判断，并能找出原因同时提出解决方法。

4. 能按清场规程进行清场工作。

【实训原理】

滴丸剂指原料药物与适宜的基质加热熔融混匀，滴入互不相溶、互不作用的冷凝介质中制成的球形或类球形制剂。

滴丸剂的主要制备方法为滴制法。滴制法是将药物均匀分散在熔融的基质中，再滴入不相溶的冷凝液中冷凝收缩成丸的方法。

元胡止痛滴丸的药物为醋延胡索及白芷，采用 60% 乙醇浸泡后加热回流提取、浓缩。滴制基质为聚乙二醇 6000。冷凝液为二甲硅油。

滴制法的生产工艺流程为：药物和基质的准备→混悬或熔融→滴制→冷却→洗丸→干燥→选丸→质量检查→包装。

【实训器材】

1. 实训场地 实验室、实训车间。

2. 实训仪器与设备 TN－30 型提取浓缩机组、DWJ2000S 滴丸试验机、保温设备、XF－9X 四级分离筛。

3. 实训材料 延胡索、白芷、聚乙二醇 6000（基质）、二甲基硅油（冷凝液）。

【实训方法和操作步骤】

（一）元胡止痛滴丸生产综合实训

扫码“看一看”

处方：（醋）延胡索 0.86kg 白芷 0.43kg 共制 10000 粒。

步骤一：原辅料准备

参照“实训四 元胡止痛软胶囊生产与设备养护综合实训”准备原辅料。

步骤二：制滴丸

1. 生产前准备

（1）按人员进入 D 级洁净生产区更衣程序和净化要求进入操作间。

（2）按批生产指令从中间站领取聚乙二醇 6000、醋延胡索、白芷浓缩稠膏等物料，按物料进入 D 级洁净生产区程序和净化要求，将物料传运进入生产区，存放于物料存放间。

（3）检查工作现场、工具、容器清场合格标识，核对有效期。

（4）检查设备是否具有“完好”标识及“已清洁”标识，设备是否运行正常，检视机器是否上足润滑油，运转正常。

（5）校准称量器具，检查所需物料检验报告单、合格证是否齐全，核对原辅料、药材、中间产品名称、数量与生产指令是否一致。

（6）生产操作开始前，操作人员按照生产指令、产品生产工艺规程认真核对投料计算情况，准备好生产所需的相关技术文件和生产记录。

（7）挂本次运行标识。

2. 生产操作

工序一：配料

（1）用新鲜的纯化水冲洗熔基质缸，将熔基质缸稍微加热，除去残留水迹。

（2）称取处方量的聚乙二醇6000，投入熔基质缸中，水浴加热80℃，待聚乙二醇6000熔融后保温，加入药材稠膏，搅拌混合，静置于80℃水浴中保温30分钟，待气泡除尽，得混匀熔融液，备用。于物料桶标识上注明物料品名、规格、批号、数量、日期和操作者姓名。填写请验单请检，合格后摘待检牌挂合格牌，及时送下一工序。

工序二：滴制

（1）关闭滴头开关。打开电源开关，接通电源。按下油浴开关，启动加热器为滴罐的导热油进行加热。按下滴盘开关，启动加热盘为滴盘进行加热保温，设置滴罐温度和滴盘温度为80℃。打开二甲基硅油冷凝液循环按钮，调整至适当的高度，设定冷凝液温度上部30℃，底部为10℃。

（2）启动空气压缩机，使其达到0.7MPa的压力。

（3）将上述除尽气泡的混匀熔融液趁热加入滴丸机的滴罐中。打开搅拌按扭，使原辅料混合均匀。打开滴头开关，开始滴制。在保温80℃左右的条件下，调节真空度以控制滴速，滴液进入冷凝液冷凝成丸。

（4）检查滴丸成型度、丸重差异并对设备进行调整后，正式生产。

（5）收集滴丸，吸去表面黏附的冷却液，剔除废次品，得药粒。将药粒置物料桶中，标识上注明物料品名、规格、批号、数量、日期和操作者姓名，转至中间站。

工序三：选丸

（1）打开分离筛电源，待机器运行稳定后，将滴丸送至分离筛内，挑拣出丸形均匀、无粘连、无破碎的滴丸，将大丸、粘连丸、小丸及碎丸剔除。

（2）合格滴丸由导料口导入成品料桶，桶外贴上物料状态标识，标识上注明物料品名、规格、批号、数量、日期和操作者姓名。填写请验单请检，合格后摘待检牌挂合格牌。转至包装工序。

3. 清场

（1）生产结束后，取下工作状态标识，挂清场标识。

（2）各工序剩余物料、中间产品已包装产品入库。

（3）未用完的原辅料、包装材料办理退库。

（4）清理作业场地，清除生产废弃物。

（5）按D级洁净生产区清场、消毒程序和要求清理工作现场、设备、工具、容器、管道等。

（6）清场完毕，填写清场记录。经QA监督员检查合格，挂清场合格标识。

4. 结束

（1）整理、汇总批生产记录等相关记录。

（2）关闭水、电、汽、阀门开关，按进入程序的相反程序退出离开作业现场。

步骤三：内包装

1. 生产前准备

（1）按批包装指令从车间中间站领取上工序合格待包装产品及包装材料。

（2）其他准备工作参照配料工序。

扫码“看一看”

2. 生产操作

（1）手工　将数丸板插入丸中，使每孔均有一丸，然后将板上的丸粒通过漏斗装入瓶中，再用铝塑薄膜封严瓶口，旋紧瓶盖。

（2）机器　分装原理同数丸板。其灌装程序如下：

1）理瓶　打开电源开关，把洁净干燥的瓶子均匀而适量地放入理瓶机内，过多则会造成理瓶不畅。调节理瓶速度调节旋钮，使理瓶速度与生产能力一致。

2）灌装　打开数丸机电源开关，将丸粒加入料斗中，使单位包装剂量为200粒，进行试包装，检查装量。待装量符合规定后，开始灌装，按加速或减速调节灌装速度。

3）旋瓶盖　打开电源，将瓶盖倒入理盖盘中，将盛好丸粒的瓶子排入输送带上，按下输送、理盖启动按钮，旋盖开始工作。

（3）贴上瓶签，瓶签上注明品名、功效主治、规格、用法用量、包装、生产日期、生产批号、有效期、贮藏等及生产单位等。

（4）将完成内包的丸粒，用适当容器盛装。容器外贴上物料状态标识和待检牌，标识上注明物料名称、批号、数量、日期和操作者姓名。填写请验单请检，合格后摘待检牌挂合格牌，并移交外包工序。

3. 清场　关停理瓶机、灌装机，参照配料项下做好清场工作。

4. 结束　参照配料项下工序结束工作。

步骤四：外包装

1. 生产前准备

（1）按人员进入一般生产区更衣程序和净化要求进入操作间。

（2）按批包装指令从车间中间站领取上工序合格待包装产品及包装材料，认真核对半成品、包装材料、说明书、物料品名、规格、数量是否相符。

（3）其他参照实训一　饮片准备项下准备。

2. 生产操作

（1）将药丸每20瓶、说明书一张按规定折叠放入盒内，封口，在盒外表面印有品名、处方、装量、功效主治、规格、用法用量、注意事项、注册商标、批准文号、包装、生产日期、生产批号、有效期、厂址厂名、贮藏等。

（2）将大盒子（箱）打印产品名称、生产批号、生产日期、有效期等。底部封口后，将包装好的小盒按规定量装入大箱，填写装箱单放入箱内。

（3）送封塑间封箱，打包。

（4）将包装好的产品送成品待检库内，填写成品请验单请检。

（5）待下达合格通知后，由QA监督员填写发放合格证，贴在箱上三期处。凭检验合格报告单或入库证办理入库手续。

3. 清场

（1）剩余的包装材料、标签、说明书认真清点、核实数量后，办理退库。

（2）参照实训一　饮片准备项下清场要求清场。

4. 结束

参照实训一　饮片准备项下结束要求结束外包工作。

步骤五：质量检查

1. 外观　滴丸剂应大小均匀、色泽一致、无粘连现象，表面无冷凝液黏附。

2. 重量差异 滴丸剂的重量差异限度应符合现行版《中国药典》规定。

3. 溶散时限 照现行版《中国药典》崩解时限检查法，普通滴丸应在30分钟内全部溶散。如有细小颗粒状物未通过筛网，但已软化且无硬心者，可按符合规定论。

实训提示

1. 关键工序质量控制点

（1）前处理 原辅料应在规定的操作间除尘及去外包。

（2）配料 投料用原辅料的品名、规格、数量应符合规定。

（3）滴丸剂外观质量、内在质量、卫生标准、重量差异限度等均应符合《中国药典》滴丸剂项下的相关规定。

（4）包装应符合规定，包装封口应严密，外包封口应垂直、等距打包。

2. 关键工序技术控制点

（1）所有原辅料及包装材料必须经质检部检验合格后方可领用。

（2）非本批物料不得进入操作室，避免错投料或混药。

（3）称料、投料及计算结果需经复核，并有操作者和复核者双方签名。

（4）使用蒸汽设备时，需事先检查进气阀、压力表、安全阀是否完好畅通。

（5）使用电气设备时，应先检查开关、线路是否完好。

（6）带传动的设备，需每天检查一次传动、机械性能，并加足润滑油。

（7）使用粉碎机、滴丸机等机器设备均需先开机试车，待机器运转正常后方可投料。

（8）滴制过程的注意事项

1）熔融液内的乙醇与气泡必须除尽，才能使滴丸呈高度分散状态且外形光滑。

2）保温油浴用来控制贮液筒内熔融液的黏度，应以能顺利滴出为度，滴速可用阀门控制。

3）按下油浴开关，启动加热器为滴罐内的导热油进行加热。按下滴盘开关，启动加热盘为滴盘进行加热保温。注意：第一次加热时，应将两者温度显示仪先设置到40℃，关闭油浴开关或滴盘开关，停留10分钟，使导热油或滴盘温度适当传导后，再将温度显示仪调到所需温度，按下油浴开关或滴盘开关进行加热，直到温度达到要求。

4）冷凝液的高度，滴口离冷凝液的距离以及冰浴的温度均可影响滴丸的外形、粘连程度以及拖尾等，应以圆整为度。

（9）选丸时，应挑拣出丸形均匀、无粘连、无破碎的滴丸。

（10）包装时，内包装应定量筛丸入瓶，加盖。外包装时丸瓶应贴标签，每1瓶与说明书1张放入1个小盒，按要求装箱包装。

（二）主要设备标准操作规程及维护保养

DWJ2000S滴丸试验机操作、保养规程

1. 标准操作规程

（1）关闭滴头开关。

（2）打开电源开关，接通电源。

（3）设置生产所需的制冷温度、油浴温度、药液温度和底盘温度，按下制冷开关，启动制冷系统，按下油泵开关，启动磁力泵，手动调节柜体左侧下部的液位调节旋钮，使其冷却剂液位平衡，冷却介质输入冷却室内，冷却介质液面控制在冷却室上口之下，达到稳定状态。

（4）按下油浴开关，启动加热器为滴罐内的导热油进行加热。按下滴盘开关，启动加热盘为滴盘进行加热保温。注意：第一次加热时，应将两者温度显示仪先设置到40℃，关闭油浴开关或滴盘开关，停留10分钟，使导热油或滴盘温度适当传导后，再将温度显示仪调到所需温度，按下油浴开关或滴盘开关进行加热，直到温度达到要求。

（5）启动空气压缩机，使其达到0.7MPa的压力。

（6）当药液温度达到所设温度时，将滴头用开水加热浸泡5分钟后，装入滴罐下方。

（7）将加热熔融好的滴制液从滴罐上部加料口处加入，在加料时，可调节面板上的真空旋钮，让滴罐内形成真空，滴液能迅速进入滴罐。

（8）加料完成后，盖好上料口盖。启动搅拌开关，调节调速按钮，控制在前2～4格内。

（9）缓慢扭动打开滴罐上的滴头开关，需要时可调节面板上的气压或真空旋钮，使滴头下滴的滴液符合滴制工艺要求，药液稠时调气压旋钮，药液稀时调真空旋钮。

（10）药液滴制完毕时，关闭滴头开关。关闭面板上的制冷、油泵开关，准备下一轮清洗工作。

2. 清洁标准操作规程

（1）将熔基质缸用加热至100℃的水冲洗，然后再用热的新鲜的纯化水冲洗干净。

（2）将回收清洗残液的漏斗推至滴罐清洗口下，将滴罐移至清洗口位置。

（3）按加料方法，将准备好的热水加入滴罐内，对滴罐进行清洗工作，清洗时，打开搅拌开关，对滴罐内的热水进行搅拌，使残留的滴液溶入热水中，打开滴头开关，将热水从滴头排出，如此反复几次至滴罐洗净为止。

（4）清洗完成后，关闭电源开关，拔下电源插头，清理设备表面和工作现场。

（5）按清场程序和设备清洁规程清理工作现场、设备、工具、容器，请QA监督员检查，合格后发清场合格证。

（6）撤掉运行标识，挂清场合格标识。

3. 维护保养

（1）根据滴丸所带出的冷却剂量多少，适当补充冷却介质。

（2）滴丸机需要维修或更换部件时，须切断电源确保人身安全。

（3）滴丸机应摆放干燥处，勿近潮湿。

（4）拆洗滴盘时，应控制上部调节阀不得随动，以防止漏液。

（5）在确保按下油泵开关，手动调节柜体左侧下部的液位调节旋钮，使其冷却剂液面控制在冷却室上口之下，再启动管口加热器。

（6）打开按下油浴开关，启动加热器为滴罐内的导热油进行加热。

（7）当冷却室上口温度，因药液不断滴入介质中，导致超出入口设置温度时，可微调液面调节阀，使冷却室上口的冷却介质液面微微溢出后，再调至既不上升也不下降的稳定状态，此过程无需停止生产。

（8）加热保温系统中的加热介质，最高温度不得超过100℃。

（9）每班次使用结束后，检查工作面是否黏有残渣，如有应清扫干净。

（10）每个班次结束后，若生产中断，须将设备彻底清洗干净并给各摩擦点加油润滑，经检查合格后，挂清洁合格状态标识。

（11）更换模具时，应轻扳、轻放，以免变形损坏。

（12）机器使用场所应保持清洁。

（13）设备在搬运时，倾斜度应小于30°，以避免冷却系统的冷却液溢出，造成制冷系统的损坏。

【实训结果与结论】

项目	元胡止痛滴丸
外观	
重量差异	
溶散时限	
结论	

【考核方式】

班级：　　　　　　　　　　姓名：　　　　　　　　　　学号：

考核内容	实训考核点	分值	实得分
实训前准备（分值5%）	着装及个人卫生符合规定	2	
	开启设备之前能够检查设备，确认实训仪器和设备性能良好	3	
制备操作（分值40%）	能够按照操作规程正确操作	20	
	能够正确表述塑制法操作的流程	5	
	能够根据药材性质正确说出药材的处理方式	5	
	能够说出制备过程中的质量控制要点	5	
	能够注意到滴丸设备使用过程中的各项安全注意事项及维护保养措施	5	
实训结果评价（分值30%）	外观、重量差异、溶散时限符合要求	20	
	成品总量在规定范围内，会计算物料平衡	10	
实训记录（分值10%）	实训记录填写准确完整	10	
实训结束清场（分值10%）	实训场地、仪器和设备清洁	5	
	实训清场记录填写准确完整	5	
其他（分值5%）	正确回答考核人员提出的问题	5	
合计		100	

考核教师：　　　　　　　　　　考核时间：　　年　　月　　日

扫码“练一练”

（路　芳）

扫码“学一学”

实训八　抗病毒口服液的生产与设备养护综合实训

【实训目的】

1. 掌握中药口服液生产的工艺流程及岗位操作要点；中药提取、浓缩、纯化、配液、灌封、灭菌、灯检、包装、清场等方面的操作技能。

2. 能按操作规程完成 TN－30 型提取浓缩机组、JCXP－K 超声波洗瓶机、YG－10B 口服液灌装机、KPMQ－1.2 口服液检漏灭菌器等的操作、清洁及保养，各种生产文件的记录与汇总。

扫码“看一看”

3. 能进行中药口服液的质量检查，对制备过程中出现不合格问题进行判断，并能找出原因同时提出解决方法。

4. 能按清场规程进行清场工作。

【实训原理】

中药饮片用水或其他溶剂，采用适宜的方法提取制成单剂量灌装的口服液体制剂称为“口服液”。

扫码“看一看”

抗病毒口服液采用水煎煮法提取，同时收集挥发油及挥发油乳浊液。水提液浓缩后加乙醇沉淀，静置，滤过，滤液回收乙醇并浓缩至适量，加入挥发油、挥发油乳液及适量蜂蜜、蔗糖；调节 pH，滤过；加水混匀，滤过，灌封，灭菌即得。主要制备工艺流程为：原辅料准备（提取、浓缩、纯化）→配液→混匀→滤过→灌封→灭菌等。

【实训器材】

1. 实训场地　实验室、实训车间。

2. 实训仪器与设备　TN－30 型提取浓缩机组、JCXP－K 超声波洗瓶机、YG－10B 口服液灌装机、KPMQ－1.2 口服液检漏灭菌器。

3. 实训材料　板蓝根、石膏、芦根、地黄、郁金、知母、石菖蒲、广藿香、连翘。

【实训方法和操作步骤】

（一）抗病毒口服液生产综合实训

扫码“看一看”

处方：板蓝根 0.65kg　石膏 0.28kg　芦根 0.3kg　地黄 0.16kg　郁金 0.125kg　知母 0.125kg　石菖蒲 0.125kg　广藿香 0.14kg　连翘 0.23kg　蔗糖 0.9kg　蜂蜜 0.6kg　环拉酸钠 0.015kg　橘子香精 5ml　纯化水加至 5L　共制 500 支

步骤一：原辅料准备

工序一：提取浓缩

投入板蓝根 0.65kg、石膏 0.28kg、芦根 0.3kg、地黄 0.16kg、郁金 0.125kg、知母 0.125kg、石菖蒲 0.125kg、广藿香 0.14kg、连翘 0.23kg 共九味饮片，加水煎煮两次，第一次 3 小时，收集挥发油，第二次 1 小时 20 分钟，滤过，滤液合并，65℃以下真空浓缩至相对密度为 1.06～1.12（60℃热测），在密闭条件下放出浓缩液，得抗病毒真空浓缩液，约 1.5L。浓缩至适量，加 85% 以上的乙醇使含醇量为 70%，静置，滤过，滤液回收乙醇并浓缩至适量降温至40℃以下。

工序二：醇沉、浓缩

（1）醇沉　将抗病毒真空浓缩液于搅拌中缓缓加入85%以上的乙醇，使含醇量达70% ±2%，静置12 ~ 24 小时。用100 目滤布滤过，收集滤过上清液，得抗病毒醇沉上清液。

（2）回收乙醇　将抗病毒醇沉上清液置单效真空浓缩器中回收乙醇至无醇味，在管道密闭的条件下放出浓缩液得抗病毒浓缩液。取样检验，按中间产品质量标准检验：相对密度为1.06 ~1.13，pH 为4.0 ~5.0。

具体标准操作规程和保养规程与生产前准备、生产操作、清场、结束过程参照“实训一：六味地黄丸（浓缩丸）的生产和设备养护综合实训”。

步骤二：配液

1. 生产前准备

（1）按人员进入D 级洁净生产区更衣程序和净化要求进入操作间。

（2）按批生产指令从车间中间站领取上工序合格中间产品抗病毒滤清液，从仓库领取辅料蔗糖、蜂蜜、环拉酸钠和橘子香精等，按物料进入D 级洁净生产区程序和净化要求，将中间产品、辅料等物料传运进入D 级洁净生产区，存放于物料存放间。

（3）检查工作现场、工具、容器清场合格标识，核对有效期。

（4）检查设备是否具有“完好”标识及“已清洁”标识，设备是否运行正常。

（5）校准称量器具，检查所需物料检验报告单、合格证是否齐全，核对原辅料、中间产品名称、数量与生产指令是否一致。

（6）生产操作开始前，操作人员按照生产指令、产品生产工艺规程认真核对投料计算情况，准备好生产所需的相关技术文件和生产记录。

（7）挂本次运行标识。

2. 生产操作

工序一：挥发油包裹

用羟丙基倍他环糊精包合。

工序二：抗病毒浓缩液冷藏精滤

将抗病毒浓缩液冷却至0 ~4℃，保持0 ~10℃静置24 小时以上，离心分离，离心液过滤至澄清，与相应批号的经均质机乳化的抗病毒挥发油及其乳浊液搅拌混合均匀，冷却至0 ~4℃，保持0 ~10℃静置6 小时以上，过滤至澄清，得抗病毒滤清液。

工序三：炼蜜、溶糖

取处方量蜂蜜置炼蜜溶糖罐中，加热搅拌至沸腾，保持微沸20 分钟，加入约0.25kg纯化水和处方量蔗糖，继续加热搅拌使完全溶解，趁热滤过至澄清，得糖蜜混合液。

工序四：总混、定容

（1）总混　将抗病毒滤清液于搅拌下加入糖蜜混合液，用10%的NaOH 溶液调节pH至5.0 ~5.5，加入处方量环拉酸钠（先用10 倍量纯化水溶解）及橘子香精，加纯化水至3L，搅拌10 ~15 分钟，混匀，滤过至澄清，得抗病毒精滤液。

（2）定容　将抗病毒精滤液加纯化水至5L，搅拌10 ~15 分钟，即得抗病毒定容液。挂物料状态标识和待检牌。标识上注明物料品名、规格、批号、数量、日期和操作者姓名。填写请验单请检，合格后摘待检牌挂合格牌，及时交中间站或下一工序。定容液相对密度应为 1.11~1.15，pH 应为 5.0~5.5，0~10℃保存。

3. 清场

（1）生产结束后，取下工作状态标识，挂清场标识。

（2）各工序剩余物料、中间产品已包装产品入库。

（3）未用完的原辅料、包装材料办理退库。

（4）清理作业场地，清除生产废弃物。

（5）按 D 级洁净生产区清场、消毒程序和要求清理工作现场、设备、工具、容器、管道等。

（6）清场完毕，填写清场记录。经 QA 监督员检查合格，挂清场合格标识。

4. 结束

（1）整理、汇总批生产记录等相关记录。

（2）关闭水、电、汽、阀门开关，按进入程序的相反程序退出离开作业现场。

步骤三：灌封

1. 生产前准备

（1）按人员进入 D 级洁净生产区更衣程序和净化要求进入操作间。

（2）按批生产指令从车间中间站领取上工序合格中间产品抗病毒定容液。

（3）其他准备工作参照配液工序。

2. 生产操作

（1）洗瓶　本品用 10ml 棕色口服液瓶，使用超声波洗瓶机，用饮用水粗洗，纯化水精洗，脱水干燥后备用。

（2）洗铝盖　将带垫铝盖于超声波清洗槽中清洗，再用纯化水漂净，烘干，备用。

（3）灌封　使用口服液灌装机进行灌装。控制装量为 10ml，每 30 分钟抽检装量及澄清度一次，得抗病毒灌封品。填写请验单请检，合格后摘待检牌挂合格牌，及时交中间站或下一工序。灌封品从灌封开始至灭菌完成不得超过 6 小时。

3. 清场　参照配液工序。

4. 结束　参照配液工序。

步骤四：灭菌和灯检

1. 生产前准备

（1）按人员进入一般生产区更衣程序和净化要求进入操作间。

（2）按批生产指令从车间中间站领取上工序合格中间产品抗病毒灌封品。

（3）其他准备工作参照前处理工序。

2. 生产操作

（1）灭菌　用湿热灭菌法，控制灭菌温度 110℃ ±2℃（0.049MPa ±0.010MPa），灭菌时间 35 分钟，得抗病毒灭菌品，灭菌完的中间产品放入中间站，一批生产完成 24 小时后取样检验，取样后，按生产指令交灯检工序。

（2）灯检　挑选出漏液、花盖、松盖、爆盖、半空瓶、玻璃碎、色泽异常、烂瓶、混浊及其他异物的不良品，得抗病毒灯检品（待包装产品），交中间站存放，并按待包装中间产品质量监督标准进行制剂过程质量审核。

3. 清场　参照实训一　饮片准备工序。

4. 结束　参照实训一　饮片准备工序。

步骤五：包装

1. 生产前准备

（1）按人员进入一般生产区更衣程序和净化要求进入操作间。

（2）按批包装指令从车间中间站领取上工序合格待包装产品及包装材料，认真核对半成品、包装材料、说明书、物料品名、规格、数量是否相符。

（3）其他参照中药前处理项下准备。

2. 生产操作

（1）将小盒打印产品批号、生产日期、有效期。贴签机贴签。贴签后的产品按作业指令规定的包装数量装入吸塑卡中，每盒放相应数量的吸管1小包、说明书按规定折叠装入小盒，贴上封口证。

（2）将纸箱打印产品批号、生产日期、有效期。底部封口后，垫板放入箱内，按作业指令规定的包装数量将小盒装入纸箱，用封箱胶卷封箱，打包带打包，填写装箱单放入箱内。

（3）将包装好的成品送成品待检库内，填写成品请验单请检。

（4）开箱抽检：按成品开箱抽检取样原则，随机取箱进行开箱检查包装形式、数量、外观、批号等。

（5）待下达合格通知单后，由QA监督员填写发放合格证，贴在箱上三期处。凭检验合格报告单或入库证办理入库手续。

3. 清场 参照中药前处理工序。

4. 结束 参照中药前处理工序。

步骤六：质量检查

1. 外观 应澄清。在贮存期间不得有发霉、酸败、异物、变色、产生气体或其他变质现象。

2. 相对密度 应为1.10～1.16。

3. pH 应为4.0～6.0。

4. 装量差异 取供试品5支，将内容物分别倒入经标化的量入式量筒内，在室温下检视，每支装量与标示装量相比较，少于标示装量的不得多于1支，并不得少于标示装量的95%。

5. 微生物限度 除另有规定外，照现行版《中国药典》非无菌产品微生物限度检查：微生物计数法和控制菌检查法及非无菌药品微生物限度标准检查，应符合规定。

实训提示

1. 关键工序质量控制点

（1）原辅料准备 原辅料应在规定的操作间除尘及去外包，投料的品种、数量应符合规定。醇沉静置时间为12～24小时，得抗病毒浓缩液，相对密度为1.06～1.13，pH为4.0～5.0；冷藏精滤冷却至0～4℃，保持0～10℃静置24小时以上。

（2）配液 配置液相对密度、体积、pH应符合规定。

（3）灌封 灌封时每30分钟抽检装量及澄清度一次。

（4）灭菌 湿热灭菌法灭菌，控制灭菌温度和灭菌时间。

（5）包装 核对每台贴签机第一瓶产品的批号，确认无误后，开始贴签操作。

2. 关键工序技术控制点

（1）所有原辅料及包装材料必须经质量检验部检验合格后方可领用。

（2）非本批的物料不得进入操作室，避免错投料。

（3）投料、称料及计算结果必须有操作人、核对人，并双方签字。

（4）使用蒸气设备开用之前，必须检查进气阀、压力表、安全阀是否畅通完好。

（5）使用电器设备之前，必须检查开关、线路是否完好。

（6）带有传动的设备，必须每天检查一次传动、机能，加足润滑油。

（7）加入85%以上的乙醇醇沉，使含醇量达70% ±2%，静置12~24小时。用100目滤布滤过，收集滤过上清液，得抗病毒醇沉上清液。

（8）将抗病毒醇沉上清液置单效真空浓缩器中回收乙醇至无醇味，在管道密闭的条件下放出浓缩液，0~10℃储存。

（9）将抗病毒浓缩液冷却至0~4℃，保持0~10℃静置24小时以上，离心分离，离心液过滤至澄清，得抗病毒滤清液。

（10）设备真空达不到要求时，检查设备是否有泄漏和真空系统是否正常工作。

（二）主要设备标准操作规程及维护保养

YG-10B 口服液灌装机操作、保养规程

（1）标准操作规程

1）开机前和生产结束后生产现场必须对所管辖的设备进行一次系统的4S工作。

2）检查各管道阀门是否完好、无泄漏。

3）检查各仪表是否完好、电路是否正常。

4）检查各仪表、电路运转部位是否正常。

5）各转动部位无卡阻，紧固部位无松动，运转方向正常，润滑良好。

6）清理灌装机的场地和运输带上的杂物。

7）将已制药合格的药液排入灌装机管道冲排直至药液与留样一致，并将冲排药倒回成品罐。

8）将吸附装置打开并关好机房门。

9）料斗的调节

①将进料斗上的拦瓶板A向上调节，使适应进瓶行程缩短；向下调节，使适应进瓶行程延长。

②左右调节定位瓶位使活动齿运转时对正瓶位使瓶平稳的送入定位齿。

③调节拦瓶板B使进瓶口宽度约为22mm。

10）灌注组件调节

①调节侧凸轮A顺转或逆转使针头在空瓶刚进入齿形位置就插入瓶口。并在离开齿形位置以前提起针头。

②灌注时间调节：将凸轮B顺转或逆转可调节针头进入瓶口后立即开始灌液，在针头离开瓶口之前停止灌液。

③液量的调节：松开螺钉，调节顶杆，以调节液量大小，同时调节螺母也调节液量大小，调节时注意灌药器的极限位置，以免损坏灌药器，一般灌药器内底部到药液以不少于15mm为宜，灌注时间越长越好。

11）自动停止灌液装置的工作原理及调节：当移动齿板将瓶搬到灌药液挡齿位置时，凸轮的凸面与摆动板离开，摆动板被拉簧拉着，作顺时针方向摆动，摆动板则带动压瓶栓向下移，直至接触到瓶为止，此时应调节钢丝轧头、摆动板接触，并调节好调节螺钉，使顶杆栓伸出4mm米左右，这挡位置出现空瓶，压瓶栓及摇板由于拉簧作用继续下移，至使钢丝轧头拉动钢丝使顶杆拴脱离顶杆故不能带动灌药器工作，自动停止灌注药液。

12）出料注意事项：出料是否已加盖封口，为使灌锁后的瓶不致倒翻，务必在首瓶出料之前在出料斗上，事先放上若干空瓶以保证灌锁后的瓶平稳地输送到出料斗上，并用盛瓶斗送到下工序。

13）锁口装置的调节

①压盖时间调节：调整凸轮旋转角度当灌注药液瓶进入锁口这齿位时，锁口轴已动作并在移动齿靠近瓶之前离开瓶盖。

②压盖压力的调节：压盖压力的大小直接关系锁口的质量，压力过大致使易拉瓶破碎，压力过小会影响密封性能，因此应根据易拉瓶实际平均高度来调整螺母，使压力调到最佳为止。

③刀片动作时间调节：刀片应在压盖终止之前靠近瓶颈，否则某些短瓶子达不到锁紧效果，调节时松开螺母，调节轴、上下能使刀片动作时间迟早。注意调节弹簧的弹力应大于弹簧的弹力，以保持瓶颈仍一致。

④调节锁口时注意：各部位调节后必须注意各螺母锁紧，初试时用易拉瓶，必须取其平均高度，不规则的易拉瓶不能进入锁口，以免损坏零件。

14）振动器的调节

①本振动器出厂时为单独包装，安装时必须将下轨道口对准易拉瓶运动轨道。

②磁铁间隙的调节：松开螺钉，打开外罩，调节螺母，使磁铁间隙为0.6～0.8，并使振动声音最低、瓶盖线速度最快为宜。

（2）保养及维护

1）开机前必须先用摇手柄转动机器，查看其转动是否有异状，确实判明正常后再开机。

2）调整机器时，工具要使用适当，严禁用过大的工具或用力过猛来拆零件以避免损坏机件或影响机器性能。

3）每当机器进行调整后，要将松过的螺丝紧好，用摇手柄转动机器查看其动作是否符合要求后，方可以开机。

4）机器必须保持清洁，严禁机器上有油污、药液或玻璃碎屑，以免造成机器损蚀，故必须：①机器在生产过程中，及时清除药液或玻璃碎屑。②交班前应将机器表面各部清洁一次，并在各活动部门加上清洁的润滑油。③每周应大擦洗一次，特别是将平常使用中不容易清洁到的地方擦净或用压缩空气吹净。

【实训结果与结论】

项目	抗病毒口服液
外观	
相对密度	
pH	
装量差异	
结论	

【考核方式】

班级：　　　　　　　　　　姓名：　　　　　　　　　　学号：

考核内容	实训考核点	分值	实得分
实训前准备（分值5%）	着装及个人卫生符合规定	2	
	开启设备之前能够检查设备，确认实训仪器和设备性能良好	3	
制备操作（分值40%）	能够按照操作规程正确操作	20	
	能够正确表述口服液生产流程	5	
	能够根据药材性质正确说出药材的处理方式	5	
	能够说出制备过程中的质量控制要点	5	
	能够注意到设备使用过程中的各项安全注意事项及维护保养措施	5	
实训结果评价（分值30%）	外观、相对密度、pH、装量差异符合要求	20	
	成品总量在规定范围内，会计算物料平衡	10	
实训记录（分值10%）	实训记录填写准确完整	10	
实训结束清场（分值10%）	实训场地、仪器和设备清洁	5	
	实训清场记录填写准确完整	5	
其他（分值5%）	正确回答考核人员提出的问题	5	
合计		100	

考核教师：　　　　　　　　　　考核时间：　　年　月　日

扫码“练一练”

（周国洪）

实训九　益母草膏生产与设备养护综合实训

扫码“学一学”

【实训目的】

1. 掌握煎膏剂制备的工艺流程及岗位操作要点；中药炮制、提取、过滤、浓缩、配制、灌装、外包装、清场等方面的操作技能。

2. 能按操作规程完成 ZNTD－50 型提取浓缩机组、K50 型搪玻璃罐、灌装联动生产线等的操作、清洁及保养，各种生产文件的记录与汇总。

3. 能进行中药煎膏剂的质量检查，掌握制备过程中的关键工艺，并能及时、灵活地解决出现的问题。

4. 能按清场规程进行清场工作。

【实训原理】

煎膏剂系指饮片用水煎煮，煎煮液过滤浓缩后，加炼蜜或糖（或转化糖）制成的半流体制剂。

益母草膏为益母草经加工制成的煎膏剂，取益母草，切碎，加水煎煮两次，每次2小时，合并煎液，滤过，滤液浓缩至相对密度为1.21～1.25（80℃）的清膏，加红糖，加热溶化，混匀，加红糖混匀，浓缩至规定的相对密度不低于1.36，即得。

益母草膏的生产工艺流程为饮片准备→清膏制备→配液→灌装→外包装→质量检查→入库。

【实训器材】

1. 实训场地 实验室、实训车间。

2. 实训仪器与设备 ZNTD－50型提取浓缩机组、K50型搪玻璃罐、灌装联动生产线等。

3. 实训材料 益母草、红糖。

【实训方法和操作步骤】

（一）益母草膏生产综合实训

处方：益母草12.5kg 红糖10kg 共制125瓶

步骤一：饮片准备

1. 生产前准备

（1）按人员进入一般生产区更衣程序和净化要求进入操作间。

（2）按批生产指令从仓库领取益母草，按物料进入一般生产区程序和净化要求，将益母草等物料传运进入生产区，存放于物料存放间。

（3）检查工作现场、工具、容器清场合格标识，核对有效期。

（4）检查设备是否具有“完好”标识及“已清洁”标识，设备是否运行正常。

（5）校准称量器具，检查所需物料检验报告单、合格证是否齐全，核对物料名称、数量与配制指令单是否一致。

（6）生产操作开始前，操作人员按照生产指令、产品生产工艺规程认真核对投料计算情况，准备好生产所需的相关技术文件和生产记录。

（7）挂本次运行标识。

2. 生产操作

（1）净造

按《净造岗位标准操作规程》操作，将待净选的益母草在挑选工作台除去杂质，净制完毕及时填写生产记录，计算净制物料收率及平衡率，并检查中药材收率范围与规定的物料消耗定额核对，填写“物料周转单”，合格后转入洗润岗位。

（2）洗、润

按《洗润岗位标准操作规程》和《XY－600洗药机标准操作规程》，启动洗药机进行快速洗涤并稍润，操作完成后，附上物料状态标识，及时移交切制岗位。

（3）切制

按《切制岗位标准操作规程》和《往复式切药机标准操作规程》将洗润好的益母草切制成段，及时填写生产记录，贴示物料状态标识，及时转入干燥岗位。

（4）干燥

按《干燥岗位标准操作规程》和《热风循环烘箱标准操作规程》操作，将切制好的益

扫码“看一看”

母草均匀摊放，设定干燥温度在70℃干燥，干燥过程中及时填写生产记录，干燥后填写请验单，测定水分等，并将干燥好的饮片装入洁净容器内，产品与净料库进行交接。

3. 清场

（1）生产结束后，取下工作状态标识，挂清场标识。

（2）将生产所剩的尾料收集办理退库。

（3）按一般生产区清场程序和设备清洁规程清理工作现场、设备、工具、容器、管道等。

（4）清场完毕，填写清场记录。经QA监督员检查，合格后挂清场合格标识。

4. 结束

（1）整理、汇总批生产记录等相关记录。

（2）关闭水、电、汽、阀门开关，关好门窗，按进入程序的相反程序退出离开作业现场。

步骤二：清膏制备（中药煎煮、浓缩）

1. 生产前准备　按批生产指令从车间中间站领取上工序合格的益母草饮片。

2. 生产操作　参考“六味地黄丸（浓缩丸）生产与设备养护综合实训”中药提取浓缩项下用提取浓缩机组进行益母草的煎煮、浓缩，最后浓缩至相对密度1.21～1.25（80℃）的清膏。

将浓缩好的清膏装入洁净容器内，容器外贴上物料状态标识和待检牌，标识上注明品名、规格、批号、数量、日期和操作者姓名。填写请验单请检，合格后摘待检牌挂合格牌。

3. 清场　参照饮片准备项下要求清场。

4. 结束　参照饮片准备项下要求结束。

步骤三：配液

1. 生产前准备

（1）按人员进入D级洁净生产区更衣程序和净化要求进入操作间。

（2）按批生产指令从车间中间站领取上述工序中合格的益母草清膏和红糖辅料。

（3）检查工作现场、工具、容器清场合格标识，核对有效期。

（4）检查设备是否具有“完好”标识及“已清洁”标识，设备是否运行正常，检视机器是否上足润滑油，运转正常。

（5）校准称量器具，检查所须物料检验报告单、合格证是否齐全，核对原辅料、药材、中间产品名称、数量与生产指令是否一致。

（6）生产操作开始前，操作人员按照生产指令、产品生产工艺规程认真核对投料计算情况，准备好生产所需的相关技术文件和生产记录。

（7）挂本次运行标识。

2. 生产操作

（1）称量配料　按上述处方量称取益母草清膏、红糖，配料称量，称量过程应进行双人复核，并做好记录。

（2）加热溶解

1）使用K50型搪玻璃罐。打开总电源钥匙、开关，使相关电器和机器设备处于供电状态，确认搅拌桨无摩擦挂、异响。

2）取红糖置于搪玻璃罐中，加入适量纯化水，开启搅拌，煮沸溶化，趁热用150目筛滤过，泵至贮罐中。

3）打开进料阀将益母草清膏投入罐内，缓慢升温至微沸。

4）搅拌，将糖液泵回搪玻璃罐，使红糖与益母草清膏充分、均匀溶解。

（3）加热浓缩

1）将上述清膏继续搅拌加热，从放料阀门放出少许产品测定相对密度是否符合要求，如没达要求则关闭阀，加热继续浓缩至相对密度1.34～1.36（80℃）。

2）停止运行，打开放料阀，收集煎膏，将罐内残液清洗干净，关闭底阀、进料阀、进汽阀、放料阀等。

3. 清场

（1）生产结束后，取下工作状态标识，挂清场标识。

（2）各工序剩余物料、中间产品已包装产品入库。

（3）未用完的原辅料、包装材料办理退库。

（4）清理作业场地，清除生产废弃物。

（5）按D级洁净生产区清场、消毒程序和要求清理工作现场、设备、工具、容器、管道等。

（6）清场完毕，填写清场记录。经QA监督员检查合格，挂清场合格标识。

4. 结束

（1）整理、汇总批生产记录等相关记录。

（2）关闭水、电、汽、阀门开关，关好门窗，按进入程序的相反程序退出离开作业现场。

步骤四：灌装

1. 生产前准备

（1）按批包装指令从车间中间站领取前一工序合格待包装产品及包装材料。

（2）其他准备工作参照配液步骤。

2. 生产操作

（1）打开理瓶机电源开关，把洁净干燥的瓶子均匀而适量地放入理瓶机内，过多则会造成理瓶不畅。调节理瓶速度调节旋钮，使理瓶速度与生产能力一致。

（2）打开灌装机电源开关，将煎膏加入料斗中，每瓶装125g，进行试装，检查装量。待装量符合规定后，开始灌装，调节灌装速度。

（3）打开旋盖机电源，将瓶盖倒入理盖盘中，将盛好煎膏的瓶子排入输送带上，按下输送、理盖启动按钮，旋盖开始工作。

（4）贴上瓶签，瓶签上注明品名、功效主治、规格、用法用量、包装、生产日期、生产批号、有效期、贮藏等及生产单位等。

（5）将完成灌装的煎膏，用适当容器盛装。容器外贴上物料状态标识和待检牌，标识上注明物料名称、批号、数量、日期和操作者姓名。填写请验单请检，合格后摘待检牌挂合格牌并移交外包工序。

3. 清场 关停理瓶机、灌装机等，参照配液工序做好清场工作。

4. 结束 参照配液项下要求结束。

步骤五：外包装

1. 生产前准备

（1）按人员进入一般生产区更衣程序和净化要求进入操作间。

（2）按批包装指令从车间中间站领取上工序合格待包装产品及包装材料，认真核对半成品、包装材料、说明书、物料品名、规格、数量是否相符。

（3）其他参照饮片准备项下准备。

2. 生产操作

（1）每瓶药品装入一张按规定折叠的说明书，放入小盒中，封口，在盒外表面印有品名、处方、装量、功效主治、规格、用法用量、注意事项、注册商标、批准文号、包装、生产日期、生产批号、有效期、厂址厂名、贮藏等。

（2）将大盒子（箱）打印产品名称、生产批号、生产日期、有效期等。底部封口后，将包装好的小盒按规定量装入大箱，填写装箱单放入箱内。

（3）送封塑间封箱，打包。

（4）将包装好的产品送成品待检库内，填写成品请验单请检。

（5）待下达合格通知后，由 QA 监督员填写发放合格证，贴在箱上三期处。凭检验合格报告单或入库证办理入库手续。

3. 清场

（1）剩余的包装材料、标签、说明书认真清点、核实数量后，办理退库。

（2）参照饮片准备项下清场要求清场。

4. 结束 参照饮片准备项下结束要求结束外包工作。

步骤六：质量检查

1. 相对密度 除另有规定外，参照现行版《中国药典》相对密度测定法测定，不得低于1.36。

2. 不溶物 取供试品5g，加热水200ml，搅拌使溶化，放置3分钟后观察，不得有焦屑等异物。

3. 装量 照现行版《中国药典》最低装量检查法检查，应符合规定。

4. 微生物限度 应符合规定。

实训提示

1. 关键工序质量控制点

（1）前处理 原辅料应在规定的操作间除尘及去外包，按现行版《中国药典》或中药炮制规范将药材炮制合格。

（2）配料 投料用原辅料的品名、规格、数量应符合规定。

（3）煎膏剂性状、外观质量、内在质量、卫生标准、重量差异限度等均应符合现行版《中国药典》煎膏剂项下的相关规定。

（4）包装应符合规定，包装封口应严密，外包封口应垂直、等距打包。

2. 关键工序技术控制点

（1）所有原辅料及包装材料必须经质检部检验合格后方可领用。

（2）非本批物料不得进入操作室，避免错投料或混药。

（3）称料、投料及计算结果须经复核，并有操作者和复核者双方签名。

（4）使用蒸汽设备时，须事先检查进气阀、压力表、安全阀是否完好畅通。

（5）使用电气设备时，应先检查开关、线路是否完好。

（6）带传动的设备，须每天检查一次传动、机械性能，并加足润滑油。

（7）使用 K50 型搪玻璃罐须先开机试车，待机器运转正常后方可投料。

（8）煎膏剂应无焦臭、异味，无糖的结晶析出。

（二）主要设备标准操作规程及维护保养

1. K50 型搪玻璃罐标准操作、保养规程

（1）标准操作规程

1）投料时严格避免金属或块状硬物掉入罐内，防止损坏罐壁或搅拌。

2）按下启动按钮后，使搅拌缓慢运行，观察减速机及搅拌等传动件无异常后，开始逐渐增大变频频率至所需要的运行转速。

3）应边投料，边搅拌；不得投完满罐料后，再开搅拌。

4）缓慢进行升温或降温。

5）使用时要随时注意罐内的变化，巡回检查。观察并记录各指示仪表的读数，如有异常应采取紧急停车，向上级部门报告，并及时排除故障。

6）出料。若遇物料黏稠堵塞时，不允许用金属工具通、开罐底或敲打搅拌；出料后应及时清理表面黏附的物料。

（2）保养及维护

1）进入罐内检修设备时，应在罐底部铺上足够厚、大的软垫，以免工具落入，并且检修人员需穿胶底鞋或塑料鞋以免损伤瓷面。

2）如遇出料口堵塞，可用木棒、橡胶棒等其他软质物件疏通，严禁用金属及硬质工具铲打。

3）使用过程中应定期进行检查，如放出物料内发现搪玻璃碎片，应立即进行检查，发现搪玻璃有局部破损时，必须及时修补后方可使用，以免破损部位扩大导致意外事故。粘贴在罐内表面的反应物料应及时清洗，清洗时也不能用金属工具，以防损坏搪玻璃瓷层。

4）搪玻璃罐体夹层应该使用冷冻盐水降温，在停机时不能关闭进、出水阀门。因为在密封状态下，冷冻盐水升温后体积膨胀，会产生非常高的压力，从而对罐体强力挤压导致设备报废。

5）清洗夹层时严禁用强酸、强碱，因为夹层进入强酸、强碱会引起罐内氢爆瓷现象。

6）搪玻璃罐体等搪玻璃设备使用一段时间后，要在其表面定期涂刷防锈漆，凡暂时不用的搪玻璃设备要注意保护存放，防止磕碰和雨淋。冬季要放掉罐内和夹层里的水，以免结冰碰撞导致瓷层胀裂。

2. WQY－240－2 型往复式切药机操作、保养规程

（1）标准操作规程

1）查看设备的使用记录，了解设备的运行情况，确认电源安全可靠，确认设备能正常运行。

2）根据工艺要求，调整好刀片与出料口间的间隙，使刀片与出料口的间隙尽量小，但又不至于相互摩擦。

3）接通电源，启动设备空载试运行，检查空载是否完好，观察电机的转向是否与标记一致。

4）将药材连续、均匀地铺设在履带上，根据药材的要求长短厚薄，松开偏心锁、紧螺丝、调整偏心距的大小，直到符合要求为止。

5）操作完后切断电源，停机。

6）做好设备的清洁和房间的清场。

7）按要求准确、认真填写设备的使用记录。

（2）保养及维护

1）设备应定期检查维护，使设备发挥应有的性能，保持设备正常运转，延长设备寿命。

2）设备控制元件、仪器、仪表应保持清洁、干燥，避免受潮。

3）检查各传动件间润滑是否良好，每班次在各传动部分加注润滑油。

4）定时清理机器内部各处粉尘，检查所有螺钉、紧固件有无松动、位移，并加以紧固。

5）定期检查、紧固各接线端子的螺丝，检查配电箱各控制零件。

6）检查控制电路系统各接线部位有无烧损痕迹，电线与电器的连接是否稳定可靠，否则进行紧固、修复或更换。

7）注意观察切刀等易损部位，如有损伤，必须及时更换。

8）每进行一次日常维护及保养，维护保养操作人员应及时填写《设备维护维修记录》。

【实训结果与结论】

项目	益母草膏
外观、性状	
相对密度	
不溶物	
装量	
微生物限度	
结论	

【考核方式】

班级： 姓名： 学号：

考核内容	实训考核点	分值	实得分
实训前准备（分值5%）	着装及个人卫生符合规定	2	
	开启设备之前能够检查设备，确认实训仪器和设备性能良好	3	
制备操作（分值40%）	能够按照操作规程正确操作	20	
	能够正确表述煎膏剂的制作流程	5	
	能够正确使用相对密度的测定方法测定本煎膏剂的相对密度	5	
	能够说出制备过程中的质量控制要点	5	
	能够运用煎膏剂生产线设备使用过程中的各项安全注意事项及维护保养措施	5	

续表

考核内容	实训考核点	分值	实得分
实训结果评价（分值30%）	外观、相对密度、不溶物、装量、微生物限度符合要求	20	
	成品总量在规定范围内，会计算物料平衡	10	
实训记录（分值10%）	实训记录填写准确完整	10	
实训结束清场（分值10%）	实训场地、仪器和设备清洁	5	
	实训清场记录填写准确完整	5	
其他（分值5%）	正确回答考核人员提出的问题	5	
合计		100	

考核教师：　　　　　　　　　　　　考核时间：　　年　　月　　日

（周在富）

扫码“练一练”

扫码“学一学”

实训十　紫草软膏的生产与设备养护综合实训

【实训目的】

1. 掌握软膏剂的制备工艺流程及岗位操作要点；中药提取、粉碎、过筛、混合等方面的操作技能。

2. 能按操作规程操作SF－130C万能磨粉机、GZ型自动灌装机，完成各种生产文件的记录与汇总。

3. 能掌握中药软膏剂的质量检查方法，对制备的紫草膏质量进行判断，并能找出原因同时提出解决方法。

4. 能按清场规程进行清场工作。

【实训原理】

软膏剂系指提取物、饮片细粉与适宜基质混合制成容易涂布于皮肤、黏膜或创面的半固体外用剂型。

紫草膏属软膏剂。制备时先乳香、没药粉碎成细粉，过筛；取当归、防风、地黄、白芷四味，另取麻油适量，同置不锈钢夹层加热搅拌罐内炸枯，去渣；再将紫草用水湿润，置锅内炸至油呈紫红色，去渣，滤过。另加蜂蜡适量（每10g麻油加蜂蜡2～4g）熔化，待温，加入上述粉末，搅匀，即得。

紫草膏的生产工艺流程为药物准备＋基质→配制→质量检查→包装。

【实训器材】

1. 实训场地　实验室、实训车间。

2. 实训仪器与设备　SF－130C万能磨粉机、电磁簸动筛粉机、不锈钢夹层加热搅拌罐、GZ型自动灌装机。

3. 实训材料 紫草、当归、地黄、防风、白芷、乳香、没药。

【实训方法和操作步骤】

（一）紫草膏生产综合实训

处方：紫草 500g、当归 150g、地黄 150g、防风 150g、白芷 150g、乳香 150g、没药 150g、麻油 6000g、蜂蜡适量。

扫码“看一看”

步骤一：原辅料准备

工序一：饮片准备

1. 生产前准备

（1）按人员进入一般生产区更衣程序和净化要求进入操作间。

（2）按批生产指令从仓库领取紫草、当归、地黄、防风、白芷、乳香、没药等物料，按物料进入一般生产区程序和净化要求，将物料传运进入生产区，存放于物料存放间。

（3）检查工作现场、工具、容器清场合格标识，核对有效期。

（4）检查设备是否具有“完好”标识及“已清洁”标识，设备是否运行正常。

（5）校准称量器具，检查所需物料检验报告单、合格证是否齐全，核对物料名称、数量与配制指令单是否一致。

（6）生产操作开始前，操作人员按照生产指令、产品生产工艺规程认真核对投料计算情况，准备好生产所需的相关技术文件和生产记录。

（7）挂本次运行标识。

2. 生产操作

（1）紫草、当归、地黄、防风、白芷、乳香、没药等除去非药用部分、杂质等。乳香、没药进行高温干燥灭菌。

（2）将当归、防风、地黄、白芷适当碎断，另装备用。

（3）将炮制好的药材饮片装入洁净容器内，容器外贴上物料状态标识和待检牌，标识上注明品名、规格、批号、数量、日期和操作者姓名。填写请验单请检，合格后摘待检牌挂合格牌，放入中间站。

3. 清场

（1）生产结束后，取下工作状态标识，挂清场标识。

（2）将生产所剩的尾料收集办理退库。

（3）按一般生产区清场程序和设备清洁规程清理工作现场、设备、工具、容器、管道等。

（4）清场完毕，填写清场记录。经 QA 监督员检查，合格后挂清场合格标识。

4. 结束

（1）整理、汇总批生产记录等相关记录。

（2）关闭水、电、汽、阀门开关，关好门窗，按进入程序的相反程序退出离开作业现场。

工序二：饮片粉碎、过筛、混合

1. 生产前准备

（1）按人员进入 D 级洁净生产区更衣程序和净化要求进入操作间。

（2）按批生产指令从中间站领取乳香、没药等灭菌物料，按物料进入 D 级洁净生产区程序和净化要求，将物料传运进入生产区，存放于物料存放间。

（3）检查工作现场、工具、容器清场合格标识，核对有效期。

（4）检查设备是否具有“完好”标识及“已清洁”标识，设备是否运行正常，检视机器是否上足润滑油，运转正常，粉碎机进料口是否安装有电磁铁，电机及皮带轮等转动部位的防护罩是否完好、安全。

（5）校准称量器具，检查所需物料检验报告单、合格证是否齐全，核对原辅料、药材、中间产品名称、数量与生产指令是否一致。

（6）生产操作开始前，操作人员按照生产指令、产品生产工艺规程认真核对投料计算情况，准备好生产所需的相关技术文件和生产记录。

（7）挂本次运行标识。

2. 生产操作

（1）粉碎过筛混合生产操作参考“六味地黄丸（浓缩丸）生产与设备养护综合实训”项下粉碎过筛混合操作。

扫码“看一看”

（2）将生产所剩的尾料收集，标明状态，交中间站，并填写记录。

（3）将混匀的药粉装入洁净容器内，容器外贴上物料状态标识和待检牌，标识上注明物料品名、规格、批号、数量、日期和操作者姓名。填写请验单请检，合格后摘待检牌，挂合格牌，移交配制工序。

3. 清场

（1）生产结束后，取下工作状态标识，挂清场标识。

（2）各工序剩余物料、中间产品按规定进中间站。

（3）未用完的原辅料、包装材料办理退库。

（4）清理作业场地，清除生产废弃物。

（5）按D级洁净生产区清场、消毒程序和要求清理工作现场、设备、工具、容器、管道等。

（6）清场完毕，填写清场记录。经QA监督员检查合格，挂清场合格标识。

4. 结束

（1）整理、汇总批生产记录等相关记录。

（2）关闭水、电、汽、阀门开关，按进入程序的相反程序退出离开作业现场。

步骤二：配制

1. 生产前准备

（1）按人员进入D级洁净生产区更衣程序和净化要求进入操作间。

（2）按批生产指令从车间中间站领取上工序合格的紫草、当归、地黄、防风、白芷饮片及乳香、没药药粉等中间产品，存放于物料存放间。

（3）其他参照粉碎、过筛、混合工序准备。

2. 生产操作

（1）将麻油加入不锈钢夹层加热搅拌罐，再将当归、地黄、防风、白芷饮片加入不锈钢夹层加热搅拌罐内。

（2）开启不锈钢夹层加热搅拌罐加热装置及搅拌装置，加热麻油至上述饮片枯黄后关闭搅拌装置，滤除药渣，保留药油于罐内。

（3）将紫草用水适当湿润后，置罐内，开启不锈钢夹层加热搅拌罐搅拌装置炸至油呈紫红色，关闭搅拌装置，滤除药渣，保留药油于罐内。

（4）药油内加蜂蜡（按每10g植物油加蜂蜡2～4g）熔化，再加入上述乳香、没药粉末，开启不锈钢夹层加热搅拌罐搅拌装置，充分搅匀后即得，关闭不锈钢夹层加热搅拌罐加热装置及搅拌装置。

（5）将制得的紫草膏装入洁净容器，加盖。容器外贴上物料状态标识和待检牌，标识上注明物料名称、批号、数量、日期和操作者姓名。填写请验单请检，合格后摘待检牌挂合格牌。

3. 清场 参照粉碎、过筛、混合工序做好清场工作。

4. 结束 参照粉碎、过筛、混合工序结束工作。

步骤三：内包装

1. 生产前准备

（1）按批包装指令从车间中间站领取上工序合格待包装产品及包装材料。领取时核对内包装材料检验报告单，对铝管内外观性状进行目测，看其洁净状况，并对品名、数量进行复核，合格后方可领用。领、发双方记录并签字。

（2）生产工序操作前应检查并确定人员、设备、环境、工艺、容器具是否符合本工艺和岗位的要求，物料已按生产指令准备并符合要求，各工序已清场合格。收到灌装工序生产指令后，根据生产指令上的批号，在灌装机批号夹上正确安装批号。

（3）其他准备工作参照配制工序。

2. 生产操作

（1）将待灌装膏体加入灌装机盛料斗中（每次加量约为盛料斗容积的4/5），取适量铝管理好顺序后摆放于盛管槽中。调节灌装机的机速：10g/支，50～65支/分；20g/支，30～70支/分，水浴保温温度35～55℃，检查压缩空气压力在0.6～0.8MPa，装量调节至合格后进行灌装操作。灌装后的中间产品通过传送带传送出洁净区到包装工序。

（2）剔除的零头中间产品集中单独存放一处，防止差错、混淆，并做标识以与正常产品进行区分。

（3）将完成内包的膏体，用适当容器盛装。填写请验单请检，合格后摘待检牌挂合格牌，并移交外包工序。

3. 清场 关停灌装机，参照粉碎、过筛、混合工序做好清场工作。

4. 结束 参照粉碎、过筛、混合工序结束工作。

步骤四：外包装

1. 生产前准备

（1）按人员进入一般生产区更衣程序和净化要求进入操作间。

（2）按批包装指令从车间中间站领取上工序合格待包装产品及包装材料，认真核对半成品、包装材料、说明书、物料品名、规格、数量是否相符。

（3）其他准备工作参照饮片准备项下准备。

2. 生产操作

（1）在批号夹内安装好批号、生产日期、有效期字模后，试印几个小盒，检查批号、生产日期、有效期是否正确，清晰，位置是否适中，合格后进行自动包装。

（2）将一个膏体及一张说明书按规定折叠放入盒内，封口，在盒外表面印有品名、处方、装量、功效主治、规格、用法用量、注意事项、注册商标、批准文号、包装、生产日期、生产批号、有效期、厂址厂名、贮藏等。

（3）对已包装的产品进行热收缩，每中包装10小盒，100中包装为一件装箱。

（4）将大盒子（箱）打印产品名称、生产批号、生产日期、有效期等。底部封口后，将包装好的小盒按规定量装入大箱，填写装箱单放入箱内。

（5）送封塑间封箱，打包。

（6）将包装好的产品送成品待检库内，填写成品请验单请检。

（7）待下达合格通知后，由 QA 监督员填写发放合格证，贴在箱上。凭检验合格报告单或入库证办理入库手续。

3. 清场

（1）剩余的包装材料、标签、说明书认真清点、核实数量后，办理退库。

（2）参照饮片准备项下清场要求清场。

4. 结束 参照饮片准备项下结束要求结束外包工作。

步骤五：质量检查

1. 外观 软膏剂应均匀、细腻，具有适当的黏稠性，易涂于皮肤或黏膜上而无刺激性。易软化但不融化。应无酸败、变色、变硬、融化、油水分离等变质现象。

2. 粒度 除另有规定外，含药材细粉的软膏剂取适量供试品，放在载玻片上，涂成薄层，覆以盖玻片，共涂 3 片，照现行版《中国药典》粒度检查法测定，均不得检出大于 180μm 的粒子。

3. 装量 照现行版《中国药典》最低装量检查法检查，应符合规定。

4. 无菌 用于烧伤或严重创伤的软膏剂，照现行版《中国药典》无菌检查法检查，应符合规定。

5. 微生物限度 除另有规定外，按照现行版《中国药典》照非无菌产品微生物限度检查法检查，应符合规定。

实训提示

1. 关键工序质量控制点

（1）配料 投料用原辅料的品名、规格、数量应符合规定。

（2）软膏的外观性状、粒度大小、装量差异、无菌检查、微生物限度等均应符合现行版《中国药典》项下的相关规定。

2. 关键工序技术控制点

（1）所有原辅料及包装材料必须经质检部检验合格后方可领用。

（2）非本批物料不得进入操作室，避免错投料或混药。

（3）称料、投料及计算结果需经复核，并有操作者和复核者双方签名。

（4）带传动的设备，需每天检查一次传动、机械性能，并加足润滑油。

（5）使用粉碎、过筛混合等机器设备均需先开机试车，待机器运转正常后方可投料。

（6）该制剂所用的是油脂性基质，处方中乳香、没药为细料药，故粉碎成细粉；紫草为全草类药材，容易炸枯，故后炸，而干燥之后的紫草易碎，因而炸前用水湿润。

（二）主要设备标准操作规程及维护保养

GZ 型自动灌装机的操作、保养规程

1. 标准操作规程

（1）操作前准备

1）检查各机械部位连接、润滑是否良好，在传动部位导杆上涂抹适量润滑油，在油雾器中注入洁净透明油。

2）检查管座链、杯座、凸轮、开关以及色标等传感器是否完好可靠。

3）检查各部件是否完好及牢固，电源电压是否正常，气源是否正常。

4）检查上管工位、压管工位、对光工位、灌装工位、封尾工位是否协调一致。

5）检查供料机组各部件是否完好及牢固。

6）检查各控制开关是否处于原始位置，打开总电源开关，打开温控仪加热开关，设定温度。

（2）开机

1）将“自动手动”旋钮旋至手动位置，按下各点动按钮，检查各工位是否正常工作。

2）接通电源、气源，将电源旋至“开”位置，将模式旋钮旋至“自动”位置，将加热开关旋至“开”位置。

3）按下“启动”按钮，机器进入自动运行状态，观察各工位工作是否协调一致。

4）将物料加入料斗中，用料勺接在出料口上，会有料排出，待空气排尽后插管试灌，称重后，调节装量至符合规定。

5）将空管插入管座，按下启动按钮，观察加热情况、切尾情况，根据封尾情况对转盘高度、切尾刀、加热温度在生产中进行微调。

（3）停机

1）灌封完毕后关闭电源和气源。

2）全面清洁供料机组及灌装、封尾机组。

3）做好设备运行状态记录和例行保养记录。

2. 保养及维护

（1）所有其他的润滑部件均应充满足够的润滑油（脂），以防机件磨损。

（2）料缸底部的计量电机导杆应经常涂抹润滑油，以保证灵活；料缸气缸下部的螺杆应抹入足量的润滑油，起润滑和密封作用。

（3）料阀的锥形阀体是精密部件，一旦拆下重新装上，必须重新检查其密封度。

（4）每次开机生产前必须对油雾器进行加机油。

（5）每次生产结束关机后放掉减压阀的积水。

（6）将灌装机的内外清洗干净，严禁用高于45℃热水清洗，以免损坏密封圈。

（7）定期紧固各连接部位，并检查感应器灵敏度。

（8）检查气动和传动机构是否良好，并做好调整和加换润滑油。

（9）检查测试电机、加热系统、PLC、变频器是否正常，并进行清洁测试各系统参数是否正常。

（10）检查电控线路和各传感器连接并紧固。

【实训结果与结论】

项目	紫草膏
外观	
粒度	
装量	
无菌	
微生物限度	
结论	

【考核方式】

班级：　　　　　　　　　姓名：　　　　　　　　　学号：

考核内容	实训考核点	分值	实得分
实训前准备（分值5%）	着装及个人卫生符合规定	2	
	开启设备之前能够检查设备，确认实训仪器和设备性能良好	3	
制备操作（分值40%）	能够按照操作规程正确操作	20	
	能够正确表述软膏剂操作的流程	5	
	能够根据药材性质正确说出药材的处理方式	5	
	能够说出制备过程中的质量控制要点	5	
	能够注意到制备软膏剂设备使用过程中的各项安全注意事项及维护保养措施	5	
实训结果评价（分值30%）	外观、粒度、装量差异、无菌检查、微生物限度符合要求	20	
	成品总量在规定范围内，会计算物料平衡	10	
实训记录（分值10%）	实训记录填写准确完整	10	
实训结束清场（分值10%）	实训场地、仪器和设备清洁	5	
	实训清场记录填写准确完整	5	
其他（分值5%）	正确回答考核人员提出的问题	5	
合计		100	

考核教师：　　　　　　　　　　考核时间：　　年　　月　　日

（白而力）

扫码"练一练"

扫码"学一学"

实训十一　野菊花栓的生产与设备养护综合实训

【实训目的】

1. 掌握中药栓剂生产的工艺流程及岗位操作要点；热熔法制备栓剂。

2. 能按操作规程完成ZS－U型全自动栓剂灌封机组的操作、清洁及保养，及各种生产文件的记录与汇总。

3. 能进行中药栓剂的质量检查，对制备过程中出现不合格问题进行判断，并能找出原因同时提出解决方法。

4. 能按清场规程进行清场工作。

【实训原理】

栓剂系指原料药物与适宜基质制成供腔道给药的固体制剂。

栓剂的制备方法有搓捏法、冷压法、热熔法，其中热熔法最为常用。

本项目中野菊花栓为肛门栓，采用热熔法制备，热熔法的生产工艺流程为：熔融基质→混入处理好的药物→灌注→冷冻→封口→成品。

【实训器材】

1. 实训场地 实验室、实训车间。

2. 实训仪器与设备 TN－30 型提取浓缩机组、ZS－U 型全自动栓剂灌封机等。

3. 实训材料 野菊花。

【实训方法和操作步骤】

扫码“看一看”

（一）野菊花栓生产综合实训

处方：野菊花 1kg　混合脂肪酸甘油酯 138g　60% 乙醇 30g　制成 100 粒。

步骤一：原辅料准备

1. 取野菊花 1kg，加水煎煮三次，第一次 2 小时，第二次 1 小时，第三次 40 分钟，合并煎液，滤过，滤液浓缩至相对密度为 1.10（50～60℃）的清膏，加乙醇使含醇量为 60%，静置，取上清液，回收乙醇并浓缩至相对密度为 1.17（50℃）的清膏，再加乙醇使含醇量为 80%，静置，取上清液，回收乙醇，并浓缩成稠膏（约 80g）。

2. 将浓缩好的稠膏装入洁净的容器内，容器外贴上物料状态标识和待检牌，标识上注明品名、规格、批号、数量、日期和操作者姓名。填写请验单请检，合格后摘待检牌挂合格牌，及时交下一工序。

提取浓缩工序采用的设备是 TN－30 型提取浓缩机组，具体标准操作规程和保养规程与生产前准备、生产操作、清场、结束过程参照“实训一：六味地黄丸（浓缩丸）生产与设备养护综合实训”。

步骤二：配料

1. 生产前准备

（1）按人员进入 D 级洁净生产区更衣程序和净化要求进入操作间。

（2）按批生产指令从车间中间站领取上工序合格稠膏，从仓库领取辅料混合脂肪酸甘油酯和 60% 乙醇，按物料进入 D 级洁净生产区程序和净化要求，将中间产品、辅料等物料传运进入 D 级洁净生产区，存放于物料存放间。

（3）检查工作现场、工具、容器清场合格标识，核对有效期。

（4）检查设备是否具有“完好”标识及“已清洁”标识，设备是否运行正常。

（5）校准称量器具，检查所需物料检验报告单、合格证是否齐全，核对物料名称、数量与配制指令单是否一致。

（6）生产操作开始前，操作人员按照生产指令、产品生产工艺规程认真核对投料计算情况，准备好生产所需的相关技术文件和生产记录。

（7）挂本次运行标识。

2. 生产操作

（1）称取混合脂肪酸甘油酯 138g，置熔化罐中加热使熔化，保温（40℃ ±2℃）备用。

（2）称取野菊花稠膏于配料桶中，加入 60% 乙醇 30g，搅拌均匀。

（3）将配料桶内已混匀的野菊花稠膏，置入熔融的混合脂肪酸甘油酯基质中，搅匀即可，容器外贴上物料状态标识和待检牌，标识上注明品名、规格、批号、数量、日期和操作者姓名。填写请验单请检，合格后摘待检牌挂合格牌，及时交灌封工序。

3. 清场

（1）生产结束后，取下工作状态标识，挂清场标识。

（2）各工序剩余物料、中间产品已包装产品入库。

（3）未用完的原辅料、包装材料办理退库。

（4）清理作业场地，清除生产废弃物。

（5）按 D 级洁净生产区清场、消毒程序和要求清理工作现场、设备、工具、容器、管道等。

（6）清场完毕，填写清场记录。经 QA 监督员检查合格，挂清场合格标识。

4. 结束

（1）整理、汇总批生产记录等相关记录。

（2）关闭水、电、汽、阀门开关，按进入程序的相反程序退出离开作业现场。

步骤三：灌封

1. 生产前准备

（1）按人员进入 D 级洁净生产区更衣程序和净化要求进入操作间。

（2）按批生产指令从车间中间站领取上工序配料好的合格中间产品。

（3）其他参照配料生产前准备。

2. 生产操作

（1）打开全自动栓剂灌封机进气阀门，关闭整机排气阀门，观察气压表，气压控制在 0.6～0.65MPa 之间。

（2）打开总电源钥匙开关和急停开关（程序开关），使整机处于供电状态，人机界面上显示制带、灌注、冷冻、封口四个工作程序。

（3）打开冷水机开关，将冷水温度设定到 7～10℃，使冷水循环。

（4）打开制带、灌注、封口工作程序的加热开关，各工作程序画面有温度参数设置开关，打开即进入温度画面，设置温度达到预置值。

（5）将配制好的药料倒入保温灌注桶内，启动搅拌电机，调整灌注装量，约 2.48g，打开循环水泵开关、冷冻画面下的风机开关，使冷冻箱内的温度值为 8℃ ±4℃。

（6）开机 20～30 分钟后，待各画面的温度达到预置值，将灌封片材安装到存带盘上，先打开制带部分和冷冻部分的自动运行开关，制出空带，并检查壳带密封度是否严密、刻线是否清楚、取粒是否方便。

（7）打开灌注自动运行开关，打开灌注阀门，将药液灌入空带，溢料送入配料罐中。

（8）打开冷冻自动开关，由冷冻箱内的抓带爪自动送入冷凝箱内，让其充分冷凝。并检查栓片外观是否美观，每隔 30 分钟检查一次重量差异是否符合规定，栓粒是否完整。

（9）启动封口自动运行开关，封口机抓带爪将冷凝后的栓带自动取走，进行封口、修边，每片按 5 粒剪切。

（10）灌封结束后，停机时应依次打开制带、灌注、冷冻、封口画面，分别关闭自动运行开关、加热开关、气源开关、风机开关、搅拌开关、柱塞泵开关和热水泵开关，使机器恢复到初始状态。打开自动运行开关前，应将手动开关全部处于关闭状态。

（11）将制成的半成品计数，用适当容器盛装。填写请验单请检，合格后摘待检牌挂合格牌，并移交外包工序。

3. 清场 参照配料工序。

4. 结束 参照配料工序。

步骤四：包装

1. 生产前准备

（1）按人员进入一般生产区更衣程序和净化要求进入操作间。

（2）按批包装指令从车间中间站领取上工序合格待包装产品及包装材料，认真核对半成品、包装材料、说明书、物料品名、规格、数量是否相符。

（3）其他参照中药前处理项下准备。

2. 生产操作

（1）将小盒打印产品批号、生产日期、有效期。说明书按规定折叠，药片三片、手指套一包、说明书一张，装入小盒内。

（2）将大盒打印产品批号、生产日期、有效期。底部封口后，将包装好的小盒按规定量装入大箱，填写装箱单放入箱内。

（3）送封塑间，将每5小盒封装收缩，封箱，打包。

（4）将包装好的成品送成品待检库内，填写成品请验单请检。

（5）待下达合格通知单后，由QA监督员填写发放合格证，贴在箱上三期处。凭检验合格报告单或入库证办理入库手续。

3. 清场 参照实训一 饮片准备工序。

4. 结束 参照实训一 饮片准备工序。

步骤五：质量检查

1. 外观 应完整光滑，有适宜的硬度，无裂缝，不变形，不起霜，不变色。

2. 重量差异 照现行版《中国药典》栓剂项下要求检查，重量差异应符合规定。

3. 融变时限 照现行版《中国药典》融变时限检查法进行检查，应符合规定。

4. 微生物限度 除另有规定外，照现行版《中国药典》生物检查法检查，应符合规定。

实训提示

1. 关键工序质量控制点

（1）前处理 原辅料应在规定的操作间除尘及去外包。提取液浓缩至相对密度为1.10（50～60℃）的清膏后进行醇沉，静置时间为24小时，温度为3～5℃，最终得稠膏约80g。

（2）配料 投料的品种、数量应符合规定。

（3）灌封 药液应混合均匀。蒸气压控制在0.6～0.65MPa之间，制壳带温度控制在80℃±10℃，冷水温度设定到7～10℃使冷冻箱内的温度值为8℃±4℃，灌装温度控制在45～55℃，封口温度为90～110℃。每隔30分钟检查一次重量差异是否符合规定、栓粒是否完整。每片按5粒剪切且外观应平整密封。

（4）包装 半成品含量应符合规定，封口应密封，垂直、等距打包。

2. 关键工序技术控制点

（1）所有原辅料及包装材料必须经质量检验部检验合格后方可领用。

（2）非本批的物料不得进入操作室，避免错投料。

（3）投料、称料及计算结果必须有操作人、核对人，并双方签字。

（4）使用蒸气设备开用之前，必须检查进气阀、压力表、安全阀是否畅通完好。

（5）使用电器设备之前，必须检查开关、线路是否完好。

（6）带有传动的设备，必须每天检查一次传动、机能，加足润滑油。

（7）原料水提液经浓缩至相对密度为 1.10（50～60℃）的清膏后采用分次醇沉法，第一次使含醇量达60%，第二次使含醇量达80%。

（8）将灌封机各温度值设置好后开机 20～30 分钟，待各画面的温度达到预置值，开始制空带，待检查壳带密封度是否严密、刻线是否清楚、取粒是否方便后再开始灌封。

（9）灌封结束后，停机时应依次打开制带、灌注、冷冻、封口画面，分别关闭自动运行开关、加热开关、气源开关、风机开关、搅拌开关、柱塞泵开关和热水泵开关，使机器恢复到初始状态。打自动运行开关前，应将手动开关全部处于关闭状态。

（二）主要设备标准操作规程及维护保养

ZS－U 型全自动栓剂灌封机组操作、保养规程

1. 标准操作规程

（1）首先打开进气阀门，关闭整机排气阀门，观察气压表，气压应在 0.6～0.65MPa 之间，不得低于此压力。

（2）打开总电源钥匙门开关和急停开关（程序开关），使整机处于供电状态，人机界面上显示制带、灌注、冷冻、封口四个工作程序，按动任何一个工作程序，设备会自动进入一个工作画面。先进入制带程序画面后，打开气源开关，按自动运行，制带部分处于运行状态，检查制带部分是否异常和松动，状态正常后，再依次打开灌注画面、冷冻画面、封口画面。依次启动气源开关和自动运行，检查是否异常和松动，状态正常后，依次关闭制带、灌注、冷冻、封口工作程序的自动运行。

（3）打开冷水机冷水开关，将冷水温度设定到 7～10℃之间，使冷水循环，检查是否有泄漏。

（4）打开制带、灌注、封口工作程序的加热开关，各工作程序画面有温度参数设置开关，打开即进入温度画面，设置温度达到预置值，一般制带部分预热温度为 80℃ ±10℃，吹泡温度为 120℃ ±10℃，刻线温度为 135℃ ±10℃。根据不同材质片材进行预置。灌注部分灌注桶温度为 50～70℃，下料阀温度为 50～70℃，灌注温度为 40～50℃。封口部分预热温度为80～90℃，封口温度为 90～110℃。

（5）将配制好的药料倒入保温灌注桶内，打开灌注桶下部的灌注阀门，依次打开灌注画面下的搅拌、柱塞泵、循环水泵开关，冷冻画面下的风机开关，使得冷冻箱内的温度值为 8℃ ±4℃。

（6）开机 20～30 分钟后，进入制带、灌注、冷冻、封口四个画面下的温度显示画面，观察温度是否达到预置值，要求实际显示的温度值与设定预置值温度相差为 ±1℃。温度正常后，将片材正确安装在存带盘上，先打开制带部分和冷冻部分的自动运行开关，制出一段空带，并能顺利地进入冷冻箱后，再打开灌注部分的自动运行开关。进行自动灌注，如有异常，可关闭画面上的制带暂停和灌注暂停开关，停止工作，故障排除后，再重新启动，但要求检查各部分的温度预置值是否变化，待达到预置值后，再重新开机。正常开机工作正常 20 分钟后，冷冻箱内药条已满，待药条依次从第一个箱输送到第二个箱并再输送到第二个箱前面时，打开封口画面下的自动运行开关开始封口。

（7）操作前应熟读使用说明书，再进行操作检查，特别注意：检查或更换批号时必须关闭气源和电源以免发生意外。

（8）特别提示：制带和灌注部分停止工作后，冷冻箱内仍存有灌注的药条，打开在冷冻工作程序画面下的独立运行开关，药条可自动依次送入封口部分。封口完成后，会剩余一条，打开封口工作程序画面下的联动开关，最后一条会自动剪切完成。

（9）停机时应依次打开制带、灌注、冷冻、封口画面，分别关闭自动运行开关、加热开关、气源开关、风机开关、搅拌开关、柱塞泵开关和热水泵开关，使机器恢复到初始状态。打自动运行开关前，应将手动开关全部处于关闭状态。

（10）工作完成后应对柱塞泵和灌注桶及灌注头及药物接触通道进行加热清理，对药条经过轨道进行清理，使之通畅，保证下次工作顺利进行。

（11）工作完成后应检查各画面开关是否处于关闭状态，关闭电源、气源和水源，并使排气阀门处于打开状态。

人机界面的每个工作程序画面下均有手动操作程序开关，用于设置每个操作动作，故障查询开关，用于判断加热电热管的传感器故障，画面上具有计数产量功能；复位开关为封口画面下的计数器复位开关。在制带画面上有门罩是否关好和有无片材检测，门罩打开和无片材时整机会自动停止工作。

2. 保养及维护

（1）班前应检查水管、气管是否有泄漏点，正常后，可开机。

（2）每周对组合气缸轴，吹泡气缸轴，切底边气缸轴，刻线气缸轴，插入气缸轴，灌注气缸轴，冷冻升降气缸轴，冷冻输送气缸轴，冷冻抓带气缸轴，冷冻抓带输送气缸轴，封口预热气缸轴，封口气缸轴，整形气缸轴，钳口气缸轴，钳口输送轴进行注20#机油，并随时检查缺油情况，对搅拌电机每月使用一次二硫化钼。

（3）每周对剪断剪刀、齐上边剪刀和剪切粒数剪刀拆下用油石备磨。

（4）观察冷冻机和主控箱排风扇是否工作。

（5）每天对贮气罐和三联体进行排污处理。

（6）每月用清洁热毛巾对机器外表面和内部进行擦拭清理。

（7）对有泄漏的密封元件，应不定期进行更换。

（8）经常检查各部位螺丝是否松动。

（9）观察保温桶水位，定期加纯化水。

（10）每天检查调速接头是否松动变化，气管接头是否漏气。

（11）每班后切底边尾料、齐上边尾料，剪切尾料进行清理。

（12）定期检查磁性开关和电磁换向阀指示灯是否亮和工作。

【实训结果与结论】

项目	野菊花栓
外观	
重量差异	
融变时限	
微生物限度	
结论	

【考核方式】

班级：　　　　　　　　　　　姓名：　　　　　　　　　　学号：

考核内容	实训考核点	分值	实得分
实训前准备（分值5%）	着装及个人卫生符合规定	2	
	开启设备之前能够检查设备，确认实训仪器和设备性能良好	3	
制备操作（分值40%）	能够按照操作规程正确操作	20	
	能够正确表述栓剂生产流程	5	
	能够根据药材性质正确说出药材的处理方式	5	
	能够说出制备过程中的质量控制要点	5	
	能够注意到设备使用过程中的各项安全注意事项及维护保养措施	5	
实训结果评价（分值30%）	外观、重量差异、融变时限符合要求	20	
	成品总量在规定范围内，会计算物料平衡	10	
实训记录（分值10%）	实训记录填写准确完整	10	
实训结束清场（分值10%）	实训场地、仪器和设备清洁	5	
	实训清场记录填写准确完整	5	
其他（分值5%）	正确回答考核人员提出的问题	5	
合计		100	

考核教师：　　　　　　　　　　考核时间：　　　年　　月　　日

（周国洪）

扫码“练一练”

扫码“学一学”

实训十二　中药制剂生产工艺验证综合实训

【实训目的】

熟悉首次验证、变更验证、再验证、持续验证等验证的一般要求；工艺验证的基本流程和要求，能够按照方案开展验证工作；工艺验证文件的制定并完成数据记录的填写；工艺验证包括的工作内容。

【实训原理】

验证是证明任何操作过程（或方法）、生产工艺或系统能够达到预期结果的一系列活动，验证主要考察生产工艺、操作规程、检验方法和清洁方法等。工艺验证是证明一个生产工艺按照规定的工艺参数能够持续生产出符合预订用途和注册要求的产品。

《GMP》（2010年修订）关于确认与验证的内容为第七章，其中包括了确认和验证的对象、目的、文件的要求、计划和实施以及对确认和验证状态的维护等。

【实训器材】

1. 实训场地 实验室、实训车间。

2. 实训仪器与设备 TG系列热风循环通用干燥箱、多用粉碎机、卧室矩形压力蒸汽灭菌器、低温热回流提取浓缩机组、方形真空干燥箱、糖粉粉碎机、槽形混合机、摇摆式颗粒剂、热风循环烘箱、二维运动混合机、旋转式压片机、不锈钢糖衣锅、高效自动理瓶机、高效摆动数粒机、高速搓式旋盖机等。

3. 实训材料 银杏叶、川芎、熟地黄、天冬、法半夏、醋香附、蜜远志、太子参、胆南星。

【实训方法和操作步骤】

（一）银星养脑片工艺验证

处方：银杏叶 210g　川芎 105g　熟地黄 105g　天冬 137g　法半夏 70g　醋香附 70g　蜜远志 42g　胆南星 70g　太子参 210g　共制成 1000 片

生产步骤为：

胆南星干燥→ 粉碎 →灭菌→ 粉碎——————↓

称量→提取、浓缩→真空干燥 → 干膏粉碎、总混 → 制粒 → 干燥→整粒→总混 → 压片 → 包衣。

上述步骤中原药材灭菌粉碎、稠膏的制备、干膏贮存周期验证、制粒干燥、颗粒贮存周期验证、压片、素片贮存周期验证、包衣为关键工艺步骤。

步骤一：药材前处理（干燥、粉碎、总混、灭菌粉碎）工艺验证

1. 目的 确定药材前处理过程的工艺参数。

2. 关键工艺参数 药材干燥温度 70～80℃，干燥时间为 3 小时，粉碎筛网 100 目，灭菌温度 121℃，15 分钟。

3. 操作要求 将称量好的胆南星药材装入不锈钢盆置 TG－Z－I 型热风循环通用干燥箱进行干燥，温度为 70～80℃，干燥时间为 3 小时，称量干燥后药材总重量并记录，干燥好的药材贴好物料状态标识，用 9FZ－35 多用粉碎机粉碎成细粉，送至 YXQ 卧室矩形压力蒸汽灭菌器于 121℃高压蒸汽灭菌 15 分钟，将灭菌后的药粉用糖粉粉碎机粉碎过 100 目筛。

4. 验证的项目 灭菌粉碎后细粉的水分、微生物限度检查。

5. 可接受限度 关键质量属性符合产品质量要求，其中水分不得过 9.0%，微生物限度符合现行版《中国药典》相关项下规定。

6. 取样时间 灭菌粉碎后随机取样检查性状、水分、微生物等关键质量属性指标。

7. 取样量 取灭菌粉碎后样品 80g。

8. 检查结果 见表 5－2。

表 5－2　药材前处理验证结果记录表

批号 检查项目			
水分（%）			
微生物限度			
其他质量属性指标			

续表

批号 检查项目			
取样人			
取样日期			
检查人			
检查日期			

9. 灭菌、粉碎工序物料收率及平衡率 将结果记录于表5－3。

表5－3 药材前处理物料收率及平衡率结果记录表

批号			
筛网目数			
平衡率计算结果			
收率计算结果			
计算人			
计算日期			
复核人			
复核日期			
计算方法	收率：粉碎后净重÷粉碎前净重×100% 平衡率：（粉碎后净重＋可见损耗＋取样量）/粉碎前净重×100%		
标准	平衡率标准：95.0%～105.0% 收率标准：90%～100.0%		

10. **药材前处理工艺验证评价** 评价人根据上述评价结果记录表获得的信息和数据，签字确认，并评价结果。

步骤二：稠膏的制备

1. 目的 确认银杏叶、川芎、熟地黄、天冬、法半夏、醋香附、蜜远志、太子参经提取浓缩获得的稠膏是否符合工艺要求及质量标准，以评价提取工艺参数是否符合产品要求。

2. 关键工艺参数 加水煎煮3次，第一次10倍量，煎煮2小时；第二次8倍量，煎煮1.5小时；第三次5倍量，煎煮1小时，合并煎液，浓缩，设置温度60～80℃，真空度为－0.06～－0.07MPa。

3. 操作要求 向$3m^3$多功能提取罐中投入指令量银杏叶、川芎、熟地黄、天冬、法半夏、醋香附、蜜远志、太子参，加水煎煮三次，第一次加10倍量水，煎煮2小时，第二次加8倍量水，煎煮1.5小时，第三次加5倍量水，煎煮1小时，合并煎液，滤过，过200目筛，离心，滤液泵入储液罐，加入单效浓缩器中，设置温度60～80℃，真空度为－0.06～－0.07MPa，减压浓缩至一定程度，至收膏间收膏，收膏至相对密度为1.40（65℃）的稠膏。

4. 取样及检查计划 至相对密度符合要求后取100ml稠膏；检测性状、溶化性及其他关键质量属性指标。

5. 可接受限度 详见表5－4。

表 5－4 稠膏制备可接受限度标准要求

名称	控制项目	可接受限度标准要求
银星养脑片稠膏	性状	棕色至棕褐色的稠膏，气微香，味微酸
	溶化性	应全部溶化，允许有轻微混浊，不得有焦屑等异物

6. 生产过程检查结果 将结果记录于表 5－5。

表 5－5 稠膏制备生产过程检查结果

<table>
<tr><td>产品批号</td><td colspan="3"></td><td colspan="3"></td><td colspan="3"></td></tr>
<tr><td>提取药材投入量（kg）</td><td colspan="3"></td><td colspan="3"></td><td colspan="3"></td></tr>
<tr><td>第一次加水量（L）</td><td colspan="3"></td><td colspan="3"></td><td colspan="3"></td></tr>
<tr><td>前煮温度（℃）</td><td colspan="3"></td><td colspan="3"></td><td colspan="3"></td></tr>
<tr><td>前煮时间（h）</td><td colspan="3"></td><td colspan="3"></td><td colspan="3"></td></tr>
<tr><td>第二次加水量（L）</td><td colspan="3"></td><td colspan="3"></td><td colspan="3"></td></tr>
<tr><td>前煮温度（℃）</td><td colspan="3"></td><td colspan="3"></td><td colspan="3"></td></tr>
<tr><td>前煮时间（h）</td><td colspan="3"></td><td colspan="3"></td><td colspan="3"></td></tr>
<tr><td>第三次加水量（L）</td><td colspan="3"></td><td colspan="3"></td><td colspan="3"></td></tr>
<tr><td>前煮温度（℃）</td><td colspan="3"></td><td colspan="3"></td><td colspan="3"></td></tr>
<tr><td>前煮时间（h）</td><td colspan="3"></td><td colspan="3"></td><td colspan="3"></td></tr>
<tr><td>收膏温度（℃）</td><td colspan="3"></td><td colspan="3"></td><td colspan="3"></td></tr>
<tr><td>收膏相对密度</td><td></td><td></td><td></td><td></td><td></td><td></td><td></td><td></td><td></td></tr>
<tr><td>稠膏量（kg）</td><td colspan="3"></td><td colspan="3"></td><td colspan="3"></td></tr>
</table>

7. 银星养脑片稠膏检测结果 将结果记录于表 5－6。

表 5－6 稠膏制备关键质量属性检查结果表

批号 检查项目			
性状			
溶化性			
检查人			
检查日期			
复核人			
复核日期			

8. 稠膏制备工艺验证结果评价 评价人根据上述结果记录表获得的信息和数据评价结果，并签字确认。

步骤三：干膏粉制备工艺燥验证

1. 目的 确认干膏粉制备过程的工艺参数。

2. 关键工艺参数 干燥温度60～70℃，真空度－0.06～－0.07MPa，粉碎目数100目。

3. 操作要求 将水提后的稠膏，装于不锈钢烘盘中，放入方型真空干燥箱，厚度不超过3cm，真空度－0.06～－0.07MPa，干燥温度60～70℃，干燥至含水量9%以内，干燥后用粉碎机进行粉碎处理，粉碎目数100目。

4. 取样时间

5. 取样及检测计划 取样量20g，检测性状、水分、溶化性。

6. 可接受限度 详见表5－7。

表5－7 干膏粉制备可接受限度标准要求

名称	控制项目	质量要求
银星养脑片干膏	性状	棕色至棕褐色的干膏，气微香，味微酸
	溶化性	应全部溶化，允许有轻微混浊，不得有焦屑等异物
	水分	干膏水分≤9.0%

7. 检查结果 将结果记录于表5－8。

表5－8 干膏粉制备检查结果

产品批号			
性状			
水分%			
RSD%			
溶化性			
干膏得率%			
检查人			
检查日期			
复核人			
复核日期			

步骤四：银星养脑片干膏粉贮存期限的验证

1. 目的 确定银星养脑片干膏粉的贮存期。

2. 操作要求 将留于中间站的样品，贮存35天。按取样计划每次取样20g。

3. 验证项目 银星养脑片干膏粉的性状、水分。

4. 可接受限度 本品为棕色至棕褐色的粉末；水分不得过9.0%。

5. 取样及检测计划 存放第14天（样1）、21天（样2）、28天（样3）、35天（样4）分别取样20g，检测水分、性状等关键质量属性指标。

6. 检测结果 将结果记录于表5－9。

表 5－9　干膏粉储存期限验证结果表

产品批号				
取样人				
取样日期				
性状检查				
水分%				
检测人				
检测日期				
复核人				
复核人				
复核日期				

7. 银星养脑片干膏粉贮存期限验证评价　评价人根据上述评价结果记录表获得的信息和数据，签字确认，并评价结果。

步骤五：制粒、干燥工艺验证

1. 验证目的　确认制粒、干燥、整粒工艺的稳定性。

2. 工艺参数　润湿剂配制浓度，预混时间 5 分钟，14 目筛制粒，65～80℃干燥 3 小时，16 目筛网整粒。

3. 标准操作

（1）润湿剂　配制 60% 乙醇溶液。

（2）将已称量的干膏粉、胆南星细粉，加入适量 60% 乙醇搅拌制成均匀湿软材，将所制的湿软材用 14 目筛制粒，控制物料温度 65～80℃干燥，干燥至颗粒含水量在 8.0% 以下，干燥后颗粒用 14 目筛网整粒。

4. 可接受限度　水分≤8.0%，粒度分布符合要求，其他关键质量属性符合质量标准要求。

5. 检查结果　将结果记录于表 5－10。

表 5－10　制粒工艺验证检测结果表

产品批号			
制粒量			
润湿剂浓度			
润湿剂用量			
制粒目数			
干燥物料温度			
整粒目数			
颗粒水分			
颗粒粒度分布			
其他质量属性指标			
操作人			
复核人			
日期			

6. 制粒、干燥工艺验证评价 评价人根据上述评价结果记录表获得的信息和数据，签字确认，并评价结果。

步骤六：总混验证

1. 验证目的 确认总混工艺符合产品要求。

2. 工艺参数 总混时间为30分钟。

3. 操作方法 将整粒后的干颗粒加入润滑剂，投入EYH－1500型二维运动总混机中，混合30分钟。

4. 验证项目 性状、混合均匀量。

5. 取样量及取样计划 总混开始（样1号）、中间（样2号）、结束（样3号）段，随机取样各20g，用于性状及含量指标检测。

6. 可接受限度 详见表5－11。

表5－11 总混工艺验证可接受限度

项目	标准
性状	色泽均匀一致，应为棕褐色的粉末或颗粒；气微香，味微酸
水分	不得过8.0%

7. 检测结果 将结果记录于表5－12。

表5－12 总混工艺检测结果表

产品批号			
性状			
水分			
收率			
平衡率			
RSD%			
操作人			
复核人			
日期			

步骤七：银星养脑片（颗粒）贮存期限的验证

参见步骤四银星养脑片干膏粉贮存期限的验证内容。

步骤八：压片工艺验证

1. 目的 确认按照设定的压片工艺参数进行压片操作，素片的各项控制指标能达到质量标准要求。

2. 关键工艺参数 转速：17～18r/min，压片最大主压力80kN；应压片重0.25g±7.5%。

3. 操作要求 安装并调试好ZP35D型旋转式压片机，先调节好填充量，再调节压力，开启除尘机，设置设备转速为17～18r/min，使压出的素片片重、外观等符合质量要求。

4. 验证的项目 性状、重量差异、硬度。

5. 取样及检测计划 压片后随机取样检测性状、硬度、重量差异，取样20g。

6. 检测结果 将结果记录于表5－13。

表5－13 压片工艺验证检测结果

批号 项目			
性状			
重量差异			
硬度			
收率			
平衡率			
操作人			
复核人			
日期			

7. 工艺验证评介 评价人根据上述评价结果记录表获得的信息和数据，签字确认，并评价结果。

步骤九：银星养脑片（素片）贮存期限验证

参见步骤四银星养脑片干膏粉贮存期限的验证内容验证。

步骤十：包衣工艺验证

1. 目的 确认按照设定的包衣工艺参数进行包衣操作，衣片的各项控制指标能达到质量标准要求。

2. 关键工艺参数 热风干燥温度：40～50℃，出风温度：32～40℃，包衣锅转数：30r/min。

3. 操作要求

（1）包衣液的配制：配制包衣液和着色剂。

（2）70%糖浆的配制：按蔗糖：水（2.3：1）称取蔗糖，加纯化水，加热至沸腾，搅拌使糖完全溶解，制成略黏稠溶液，称重，备用。

4. 包衣 将素片放入BTY－800型不锈钢糖衣锅内，转动包衣锅，交替加入70%糖浆和滑石粉，然后热风干燥20～30分钟（40～50℃），重复以上操作15～18次，直到片剂的棱角消失，再加入糖浆（湿润片面即可），逐次减少用量，在低温（40℃）下缓缓吹风干燥，一般约包制10～15层，至完全掩盖素片底色，再用虫白蜡打光，低温干燥、冷却即得糖衣片。

5. 验证项目 性状、崩解时限、重量差异等关键质量属性项目。

6. 取样计划 在每锅包衣完成后，随机取样5g，检查性状、崩解时限。

7. 检测结果 将结果记录于表5－14。

表 5－14　包衣工艺验证检测结果

批号 项目			
性状			
重量差异			
崩解时限			
收率			
平衡率			
操作人			
复核人			
日 期			

8. 工艺验证评价　评价人根据上述评价结果记录表获得的信息和数据，签字确认，并评价结果。

步骤十一：内包工艺验证

1. 目的　确认该工序设定的参数生产出的产品符合工艺要求及质量标准，以评价该工艺的稳定性。

2. 关键工艺参数　包材名称：60ml 口服固体药用高密度聚乙烯瓶；高速自动理瓶机最大生产能力：150 瓶/分；高速摆动数粒机最大生产能力：130 瓶/分；高速搓式旋盖机最大生产能力：130 瓶/分；装量为 100 片/瓶。

3. 标准操作　调试内包装生产线，装量为 100 片/瓶，进行内包。

4. 取样及检查计划　并取样 7 瓶送检（全检），检测包装质量、装量等关键质量属性指标。

5. 可接受限度　见表 5－15。

表 5－15　内包装工艺验证可接受限度

名称	控制项目	质量要求
银星养脑片	包装质量	瓶盖旋紧，瓶身无破损
	装量差异	符合产品质量标准要求

6. 检测结果　将结果记录于表 5－16。

表 5－16　内包装工艺验证检测结果

批号 项目			
包装完整性			
装量差异			
收率			
平衡率			
操作人			
复核人			
日 期			

7. 工艺验证评价 评价人根据上述评价结果记录表获得的信息和数据，签字确认，并评价结果。

（二）银星养脑片工艺验证结果分析与评价

通过生产三批银星养脑片，进行生产工艺验证，各工序按照工艺规程规定的工艺条件及生产参数进行操作和取样检测，确认该工艺规程可以用于银星养脑片产品的生产。

【考核方式】

班级： 姓名： 学号：

考核内容	实训考核点	分值	实得分
实训前准备（分值5%）	着装及个人卫生符合规定	2	
	开启设备之前能够检查设备，确认实训仪器和设备性能良好	3	
制备操作（分值40%）	能够按照操作规程正确操作	10	
	能够明确各工序验证存在的关键工艺参数	10	
	能够明确工序验证存在的关键质量属性指标	20	
实训结果评价（分值30%）	实训参数符合要求	15	
	结果判定符合要求	15	
实训记录（分值10%）	实训记录填写准确完整	10	
实训结束清场（分值10%）	实训场地、仪器和设备清洁	5	
	实训清场记录填写准确完整	5	
其他（分值5%）	正确回答考核人员提出的问题	5	
合计		100	

考核教师： 考核时间： 年 日

扫码“练一练”

（张云坤）

附　录

附录一

人员、物料进入生产控制区管理规程

（一）目的

规定人员、物料进入非洁净生产区、洁净生产区、微生物检定室卫生要求与评价方法。

（二）范围

生产车间及微生物检定室的人流、物流程序。

（三）责任

生产部、工程部、物控部、质量管理部对本规程实施负责。

（四）内容

1. 非洁净生产区

（1）人员卫生要求　进入非洁净生产区生产岗位时，须按人员更衣程序进行；符合个人卫生评价标准要求。

（2）物料卫生要求　物料进入非洁净生产区时应保持其外包装干净、无浮尘、无明显污物。

2. D级洁净生产区

（1）人员卫生要求

1）符合个人卫生评价标准要求。

2）限于本区域生产操作人员及车间管理人员（检验人员、维修人员和生产、质量管理人员）进入，外来人员经批准进入本区域，必须有人陪同，每次进入洁净区的外来人数不得超过5人（含陪同人员）。

（2）物料卫生要求

1）生产用物料必须经除去外包装或经必要的清洁消毒后方可进入。

2）需要消毒的物品，耐溶媒的可用消毒液进行擦拭；不耐溶媒的可用紫外灯进行照射。

3. C级（局部A级）洁净区（微生物检定室）

（1）人员卫生要求

1）符合个人卫生评价标准要求。

2）A级区内不得裸手操作；接触药品时应戴上无菌乳胶手套。

3）室内要保持肃静，动作要轻稳。

4）限于本区域操作人员进入，其他人员不宜进入本区域。

（2）物品进入 C 级洁净区卫生要求

1）物品必须经除去外包装或必要的清洁消毒后方可传入。

2）经灭菌的物品其外包装物如果是不耐溶媒的材料，应有双层包装。

（五）相关记录

外来人员进入洁净区登记表。

附录二

中药制剂生产通用记录

清 场 记 录

清场前	产品名称		规格			
	批号		工序		地点	
	生产时间	年　月　日至　年　月　日				

清场要求	1. 各工序在更换产品、规格、批号时，进行清场 2. 将本批的中间产品、废弃物、剩余物料及与下批生产无关的工器具、文件等清离现场，无遗留物。物料、工器具、设备、工作状态标识醒目，并符合清洁要求 3. 按清洁 SOP 对生产设备、管道清洁，做到设备内外无油污、无物料残留物，设备见本色。 4. 按清洁 SOP 对工具、容器清洁，做到无异物、无物料残留物 5. 按清洁 SOP 对地面、墙壁、门窗、天棚、地漏、开关外壳等进行清洁，做到无积水、无药液、无粉渣 6. 按清洁 SOP 对清洁工具进行清洁，做到干净、无遗留物，并按规定进行晾干及放置 7. 生产现场及有关设施干净整洁，物放有序

	清场项目	操作要点	清场结果
清场情况	物料	结料，剩余物料退料或规定地点	
	中间产品	送规定地点放置、挂状态标记	
	废弃物	清离现场、置规定地点	
	文件	与下批产品无关的清离现场	
	工具器具	冲洗、湿抹或清扫干净，置规定地点	
	容器管道	冲洗、清扫干净，置规定地点	
	生产设备	湿抹或冲洗，见本色，标识符合状态要求	
	工作场地	清扫、湿抹或湿拖干净，标识符合状态要求	
	清洁工具	清洁干净，置规定处干燥	

下批产品名称	规格	批号

清场人		清场日期		工序负责人	

QA 检查结果	检查人：　　　　年　月　日